解剖生理を
ひとつひとつ
わかりやすく。

まえがき

「解剖生理がニガテ……」というみなさんは多いのではないでしょうか？
たしかに覚えることもとても多く、そもそも読み方もわからないような名前も多いため、そのように感じてしまうのかもしれません。
そんなニガテな人が多い「解剖生理」ですが、看護・医療を学んでいくなかで、解剖生理はとても大切な基本となる科目でもあります。
もちろん、みなさんがあと何年後かに受ける看護師国家試験にも関連する問題が必ず出題されています。

でも、よく考えてみましょう。解剖生理は何か特別な学問なのでしょうか？　解剖生理は、今生きているわたしたちの体で日々起こっていることなのです。

また、解剖生理はみなさんがとくに高校で学んだ「生物」の知識が基本となっています。「解剖生理」というとちょっと身構えてしまいますが、「生物」といわれれば、すこし気が楽になりませんか？

この本は、看護の勉強をこれからはじめる人、また勉強をはじめてしばらく経つけれど、あまり解剖生理がトクイではない人に向けて、高校までの生物の知識を復習すれば、こんなに解剖生理の知識につながっていくんだ、ということがスムーズに理解できるようにつくりました。

見開きページで覚えることを区切り、重要な語句をイラストと簡潔なことばで解説しています。どこから読んでいただいてもかまいません。
繰り返し読んでいただき、解剖生理の理解を深め、看護を学ぶみなさん自身の知識としていただければ幸いです。

もくじ

解剖生理を教えて
くれる先生

解剖生理を学ぶ
看護学生

先生の
サポート役

本書の使い方

- 1〜2ページごとに学習をまとめています。
- 巻末には「看護師国試にチャレンジ！」があります。実際に看護師国家試験に出題された解剖生理に関する問題です。どれくらい解けるか挑戦してみましょう。

①文章を読み、イラストでさらに理解を深めましょう。

②「看護ではこう学ぶ」では、「生物」とは少し違った視点からその項目の内容を解説しています。

③「STEP UP 看護コラム」では主に、体のその部位に異常が起こったとき（病気）を解説するなど、看護の学習への架け橋となるような内容です。

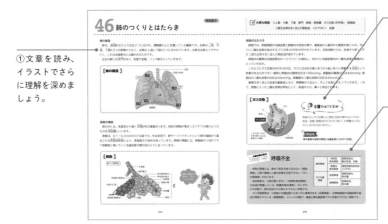

01 細胞と人体

細胞のつくり

クジラのような大きな動物も、肉眼では見えない大腸菌のような細菌も、すべての生き物は細胞からできています。細胞は、細胞膜によって外部と仕切られ、内部には染色体など生きるために必要な物質が入っています。

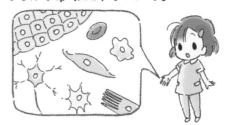

染色体はDNAとタンパク質でできています。DNAは遺伝情報を担う生体高分子で、「生命の設計図」にあたります。生物はDNAを複製して細胞の数を増やしたり、DNAを子孫へと受け渡したりすることで、生命の維持や生殖活動を行っています。

細胞には、核をもつ真核細胞と核をもたない原核細胞があります。動物や植物の細胞は真核細胞で、細菌などの細胞は原核細胞です。真核細胞の作りは複雑で、核のほかにもミトコンドリアなどの構造体があります。これらは細胞小器官といい、さまざまな機能をもち、細胞の活動に欠かせません。

【 動物細胞 】

動物細胞

中心体
核膜
核小体
小胞体
核
ゴルジ体
細胞膜
ミトコンドリア
リボソーム
リソソーム

▶ Point ◀　真核細胞は核をもつ。核の中にはDNAがある。

体細胞と生殖細胞

　ヒトの体を構成する細胞は、体細胞と生殖細胞に大きく分類できます。体細胞は皮膚の細胞や肝臓の細胞など、およそ200種類あります。生殖細胞は、卵と精子のことです。

　ヒトの体細胞の大きさや形はさまざまで、坐骨神経細胞は1メートルもの長さがありますし、角膜の内皮細胞は六角形をしています。しかし、細胞の基本的な構造は同じで、核があり、細胞質があり、それらを細胞膜が包んでいます。

　生殖細胞のもつ遺伝情報をゲノムといいます。ゲノムは「その生物が生きる上で必要な情報のセット」です。受精では、卵からのゲノムが1セット、精子からのゲノムが1セット合わさります。ですから、受精卵のゲノムは2セットです。受精卵は細胞分裂し、筋肉の細胞や神経細胞など多様な体細胞ができます。これらの体細胞のゲノムは2セットです。

【 **体細胞と生殖細胞の違い** 】

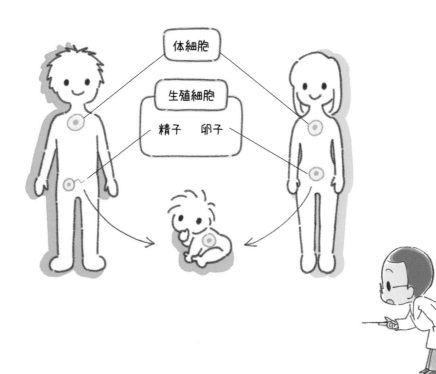

Point 体細胞と生殖細胞の違いは、核の中にある染色体の本数。体細胞の核には、46本の染色体があるが、生殖細胞には23本（p029参照）。

02 細胞膜のつくりとはたらき

細胞膜のつくり

　細胞膜や細胞小器官の膜をまとめて生体膜といいます。生体膜は、リン脂質の二重層に、膜タンパク質が埋め込まれたつくりになっています。

　リン脂質分子には、親水性（水となじみやすい）の部分と疎水性（水となじみにくい）の部分があります。生体膜は、リン脂質分子が疎水性部分を内側に向けた状態で並んでいます。リン脂質分子は固まっているわけではないので、リン脂質分子自身も膜タンパク質も移動することができます。だから膜には柔軟性があり、形をかえることができるのです。

　さまざまな物質は、細胞膜を介して出入りしています。出入りの方法はいろいろで、脂質二重層をそのまま通過してしまう場合もあれば、膜タンパク質のはたらきによって輸送される場合もあります。

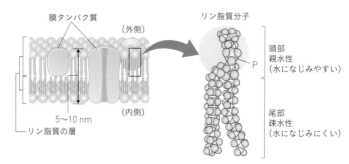
脂質二重層とリン脂質分子

【細胞膜と物質の輸送】

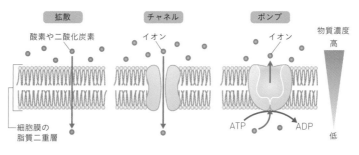

拡散	酸素や二酸化炭素は、脂質二重層を自動的に通過します。
チャネル	特定の物質を透過させる通路となる膜タンパク質です。イオンを透過させるチャネルはイオンチャネルといいます。
ポンプ	エネルギーを使い、濃度勾配に逆らって物質を輸送する膜タンパク質です。

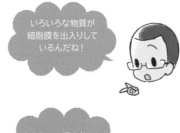

Point

受動輸送→濃度の高い方から低い方に向けた物質輸送。エネルギー不要。
能動輸送→濃度の低い方から高い方に向けた物質輸送。エネルギーが必要。

物質の出入りと細胞膜

　細胞膜は、自身を内側に陥入(かんにゅう)させることで、外部の物質を膜ごと細胞内に取り込むことができます。これをエンドサイトーシス(飲食作用)といいます。マクロファージなどの食細胞が異物を取り込むときなどは、この方法をとります。

　また、小胞につつまれた細胞内の物質を、小胞の膜と細胞膜を融合させることで、細胞外に排出することもできます。これはエキソサイトーシス(開口分泌)といいます。ホルモンや消化酵素は、この方法で細胞外に排出されます。

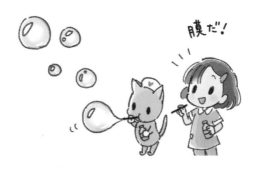

【 エンドサイトーシスとエキソサイトーシス 】

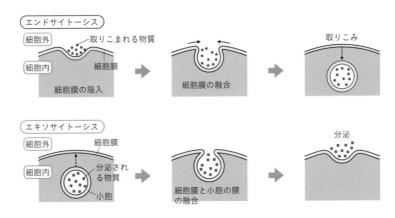

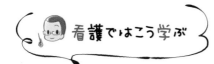

　細胞内液や血漿 (血液中の液性成分) といった、体液と浸透圧がほぼ等しい溶液のことを「等張液」といいます。輸液や注射薬、点眼薬は等張液です。生理食塩液0.9%、グルコース液5%の濃度のものが等張液です。

　体液より浸透圧の高い液を「高張液」、低い液を「低張液」とよびます

　高張液は血漿の浸透圧よりも高いため、細胞から水が出ます。逆に低張液では、血漿の浸透圧よりも低いため、細胞に水が入ります。

　病院などで、水や電解質の補給などで使われる輸液は、患者さんの体液の状態によって使い分けられます。

03 細胞骨格と細胞の結合

細胞骨格

細胞膜は柔軟性があるため、細胞の形を支えることはできません。細胞の形や細胞内部の構造を支えるのは、細胞質基質にある細胞骨格です。

細胞骨格には、アクチンフィラメント、微小管、中間径フィラメントの3種類があります。これらは、いずれもタンパク質でできています。

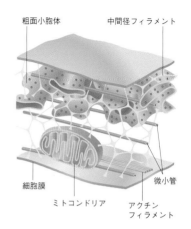

粗面小胞体　中間径フィラメント　細胞膜　ミトコンドリア　微小管　アクチンフィラメント

【 細胞骨格 】

アクチンフィラメント
アクチン
7 nm

微小管
チューブリン
25 nm
β
α
1本の鎖

中間径フィラメント
10 nm

アクチンフィラメント	アクチンがつながってできた2本の繊維が絡んだつくりをしている。直径はおよそ7nm。筋収縮、アメーバ運動、細胞分裂などに関与。
微小管	チューブリンが集まり、筒状の形になった繊維。直径はおよそ25nm。細胞小器官が移動するときなどは、足場としてはたらく。
中間径フィラメント	ケラチンなどでできた繊維が束になっている。直径はおよそ10nm。頑丈なつくりをしていて、細胞の形を維持するために必要。また、細胞内で核をささえてもいる。

アクチンフィラメントは、アクチンがくっつくことで伸び、離れることで縮みます。この「ついたり・離れたり」を利用しているのがアメーバ運動です。
微小管を構成するチューブリンにはαとβがあります。αとβが1つずつセットになり、このセットが集まることで1本の鎖になります。そして、その鎖が13本集まると微小管になります。
中間径フィラメントは、アクチンフィラメントと微小管の間の太さだから「中間径」とよばれています。細胞内で核があちこちに動かないよう、固定しています。

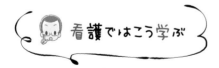
看護ではこう学ぶ

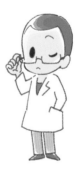

これらの細胞骨格は、細胞の形態の維持、細胞の運動、細胞内の物質輸送、細胞分裂などの機能にかかわっています。

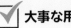

大事な用語 ▶ 細胞骨格　アクチンフィラメント　微小管　中間径フィラメント　細胞間結合
密着結合　ギャップ結合　固定結合

細胞間結合

　多細胞生物の体では、さまざまな細胞が集まって組織が形成され、組織が集まって器官が形作られています。細胞が集まっただけではすぐに壊れてしまうので、細胞同士はちゃんと結合していることが肝心です。細胞同士の結合を細胞間結合といい、結合の形式にはいくつかの種類があります。

　消化管の内側の表面や、皮膚の表面を覆う細胞を上皮細胞といいます。上皮細胞は、密着結合、ギャップ結合、固定結合の3種類の細胞間結合により、上皮組織を形成しています。

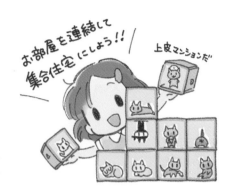

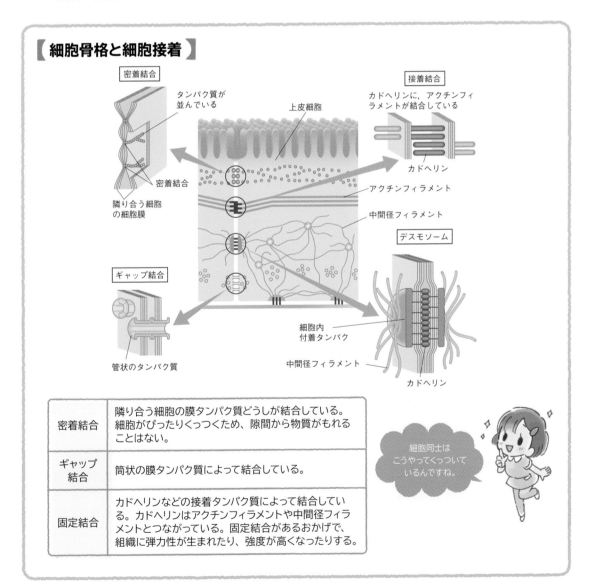

【 細胞骨格と細胞接着 】

密着結合	隣り合う細胞の膜タンパク質どうしが結合している。細胞がぴったりくっつくため、隙間から物質がもれることはない。
ギャップ結合	筒状の膜タンパク質によって結合している。
固定結合	カドヘリンなどの接着タンパク質によって結合している。カドヘリンはアクチンフィラメントや中間径フィラメントとつながっている。固定結合があるおかげで、組織に弾力性が生まれたり、強度が高くなったりする。

04 細胞と組織・器官

細胞と組織

　同じ種類の細胞が集まると、上皮組織や筋組織といった組織が形成されます。そして、いくつかの種類の組織が集まると、胃腸や心臓といった器官となります。器官のはたらきが統合されることで個体、つまり一つの人体は形作られています。

　組織は、上皮組織、筋組織、結合組織、神経組織の4つに分類できます。

【組織】

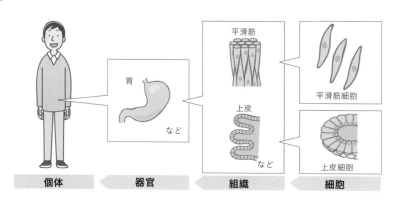

上皮組織	消化管の内表面、内臓の表面、皮膚などをつくる組織。細胞がぴったりとくっついている。
筋組織	筋（筋肉）をつくる組織。筋細胞からできている。
結合組織	組織や器官を結び付けたり、体を支えたりする組織。骨・軟骨、脂肪などのこと。
神経組織	脳・脊髄、末梢神経をつくる組織。神経細胞（ニューロン）からできている。

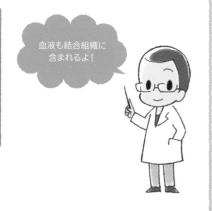

血液も結合組織に含まれるよ！

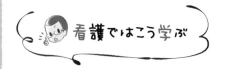

筋組織には、骨格筋・心筋（心臓の筋肉）・平滑筋（へいかつきん）（内臓全般の筋肉）の3つがあります。
骨格筋は自分で動かすことができる「随意筋（ずいいきん）」、心筋と平滑筋は自分で動かすことができない「不随意筋（ふずいいきん）」です。
また、骨格筋と心筋は「横紋筋（おうもんきん）」で、力強い収縮を行うことができます。

結合組織には、臓器の構造維持および代謝を行うはたらきがあります。結合組織に病変がみられる疾患のことを「結合組織病」といい、有名なものでは膠原病（こうげんびょう）があります。

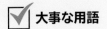
器官系

　胃、肺、心臓といった器官は、その機能によって、グループとしてまとめることができます。たとえば、胃は消化にかかわる器官ですから、小腸や大腸とひとまとめにすることができます。器官のグループを器官系といい、消化器系、呼吸器系、循環器系などがあります。

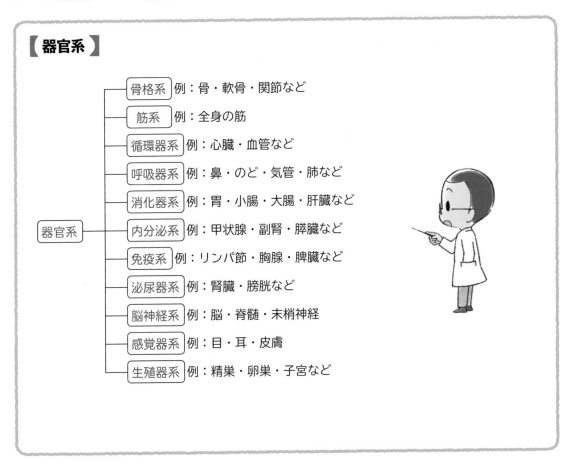

【 器官系 】

器官系
- 骨格系　例：骨・軟骨・関節など
- 筋系　例：全身の筋
- 循環器系　例：心臓・血管など
- 呼吸器系　例：鼻・のど・気管・肺など
- 消化器系　例：胃・小腸・大腸・肝臓など
- 内分泌系　例：甲状腺・副腎・膵臓など
- 免疫系　例：リンパ節・胸腺・脾臓など
- 泌尿器系　例：腎臓・膀胱など
- 脳神経系　例：脳・脊髄・末梢神経
- 感覚器系　例：目・耳・皮膚
- 生殖器系　例：精巣・卵巣・子宮など

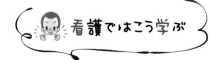
看護ではこう学ぶ

上皮組織は役割で覚えておこう！
- ・単層扁平上皮：肺胞、血管内皮、リンパ管→交換
- ・重層扁平上皮：表皮、口腔、食道→保護
- ・単層円柱上皮：胃、十二指腸、空腸、回腸、結腸、直腸上部→吸収
- ・絨毛上皮：鼻腔、咽頭鼻部、咽頭、気管支、卵管→運搬
- ・移行上皮：腎杯、腎盂、尿管、膀胱、尿道（一部）→貯留

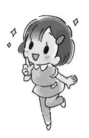

05 細胞とエネルギー1

異化と同化

　私たちが活動するにはエネルギーが必要です。た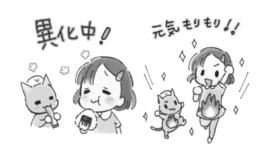とえば、私たちはご飯を食べて、エネルギーを摂取し“していますね。それは、「口から取り込んだご飯を体内で分解し、別の物質につくり変えることで、エネルギーを取り出している」ということです。複雑な物質を単純な物質に分解し、エネルギーを得ることを異化といいます。

　また、逆にエネルギーを使って単純な物質から複雑な物質をつくり出す過程を、同化といいます。たとえば、アミノ酸からタンパク質を作るような反応のことです。タンパク質は筋肉などのもとになりますね。つまり、同化によって、生物は自身の体に必要な物質を得ることができるのです。

【 代謝 】

Point

異化…複雑な物質を単純な物質に分解し、エネルギーを取り出すこと。代表例は呼吸で、呼吸では有機物が分解される。
同化…エネルギーを使って、単純な物質から複雑な物質をつくり出すこと。代表例は光合成。

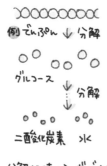
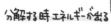
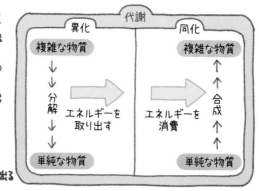
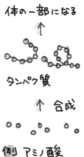

Point

同化や異化といった、体内での物質の分解や合成を、
まとめて代謝という。

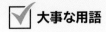
ATPとエネルギー

　異化や同化におけるエネルギーは、下の図のように「物質X」に蓄えられ、やりとりされています。この物質Xの正体は、ATP（アデノシン三リン酸）です。ATPは、アデニンとリボースが結合したアデノシンに、3つのリン酸がくっついてできた物質で、エネルギーのやりとりの仲介役です。

　生物は、さまざまな用途に使われるエネルギーを、ATPを介して移動させ、効率よく利用しているのです。

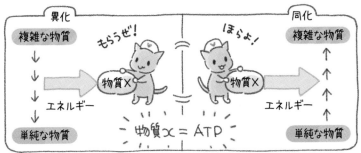

　ATPはなぜ、エネルギーのやりとりを仲介できるのでしょうか。それは、ATPはリン酸同士の結合部分にエネルギーをためることができるからです。この結合を高エネルギーリン酸結合といいます。結合が切れてATPからリン酸が1つとれると、ADPになります。このとき、たくさんのエネルギーが放出されます。逆に、ADPにリン酸がくっつくときは、エネルギーが吸収されます。こうして、ATPがADPになったり（リン酸がとれたり）、ADPがATPになったり（リン酸がくっついたり）することで、エネルギーのやりとりが可能になるのです。

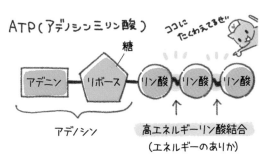

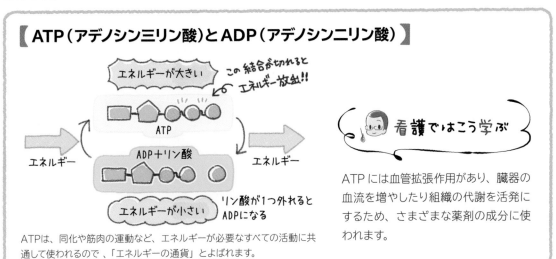

ATPは、同化や筋肉の運動など、エネルギーが必要なすべての活動に共通して使われるので、「エネルギーの通貨」とよばれます。

看護ではこう学ぶ

ATPには血管拡張作用があり、臓器の血流を増やしたり組織の代謝を活発にするため、さまざまな薬剤の成分に使われます。

06 細胞とエネルギー2

呼吸とは

　異化の代表は呼吸です。「呼吸」というと、肺で酸素を取り込み、二酸化炭素を排出することを連想するかもしれません。これは「外呼吸」といい、確かに呼吸のひとつです。でも、実は呼吸にはもう一種類あります。それは、肺ではなく細胞で行う「内呼吸」というものです。

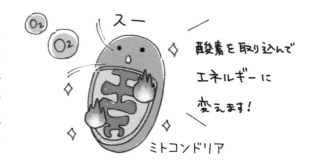

　細胞で行う呼吸とは、「酸素(O_2)を使って有機物を分解し、エネルギーを得る。そして、そのエネルギーでATPを合成すること」を指します。呼吸ではATPができるのです。呼吸で分解される有機物を呼吸基質といい、代表的なものはグルコースですが、タンパク質や脂質も使うことができます。

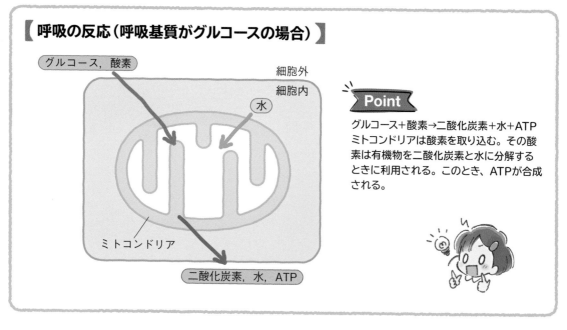

【 呼吸の反応（呼吸基質がグルコースの場合） 】

グルコース，酸素 / 細胞外 / 細胞内 / 水 / ミトコンドリア / 二酸化炭素，水，ATP

Point

グルコース＋酸素→二酸化炭素＋水＋ATP
ミトコンドリアは酸素を取り込む。その酸素は有機物を二酸化炭素と水に分解するときに利用される。このとき、ATPが合成される。

　呼吸は燃焼とよく似ています。なぜなら、グルコースは呼吸によって二酸化炭素と水になりますが、燃焼によっても二酸化炭素と水になるからです。しかし、大きな違いが一点あります。それは、エネルギーを生成するスピードです。呼吸ではゆっくりエネルギーを得られますが、燃焼ではエネルギーは一瞬で放散してしまいます。ゆっくりエネルギーを得てATPをつくる呼吸は、とても効率的なしくみなのです。

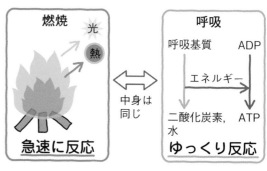

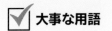
呼吸のしくみ

　呼吸の最大の目的はATPの合成です。呼吸には３つのステップがあり、それぞれの過程でATPがつくられます。合成されたATPを合計すると、グルコース１分子あたり、全部で38分子になります。

　呼吸の３つのステップとは、解糖系（かいとうけい）、クエン酸回路（さんかいろ）、電子伝達系のことです。どのようなものなのか、表にまとめておくので、ざっと見ておきましょう。

【 解糖系・クエン酸回路・電子伝達系 】

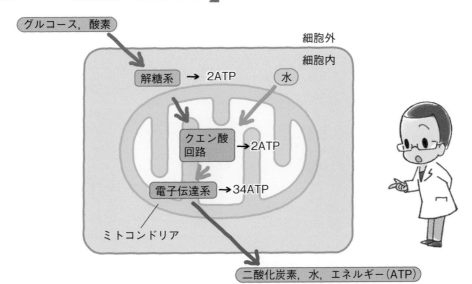

ステップ	反応系	場所	概要
1	解糖系	細胞質基質	グルコースをピルビン酸に分解。グルコース１分子あたり２分子のATPが合成される。
2	クエン酸回路	ミトコンドリア（マトリックス）	ピルビン酸を分解。二酸化炭素、H^+、e^-ができる。グルコース１分子あたり、２分子のATPが合成される。
3	電子伝達系	ミトコンドリア（内膜）	電子のエネルギーを利用し、グルコース１分子あたり34分子のATPが合成される。水ができる。

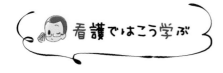

　細胞は酸素が十分にあれば呼吸を行いますが、不十分な場合は発酵によってATPを合成します。通常、発酵は酵母や乳酸菌などの微生物が行うものです。しかし、人間の筋肉の細胞では乳酸発酵と同じ反応が起こることがあります。これを解糖といいます。解糖によって乳酸が蓄積すると、筋肉は疲労します。

07 細胞と恒常性

恒常性と体内環境

　ヒトは砂漠のような暑いところにいても、雪山のような寒いところにいても、さほど体温は変化しません。それは、自分の体を取り巻く環境（体外環境）が変化しても、体の中の状態を普段通りに保とうとするシステムがあるからです。これを恒常性（ホメオスタシス）といいます。

　恒常性はヒトのような動物だけのものではありません。多細胞生物はおろか、ゾウリムシのような単細胞生物にすら備わっています。単細胞生物にとっては、細胞の外は全てが体外環境にあたります。一方、ヒトの場合は、ほとんどの細胞は体の中にあり、体液に浸った状態になっています。つまり、体液は「体内中の細胞を取り巻く環境」といえます。そこで、体液のことを体内環境とよびます。

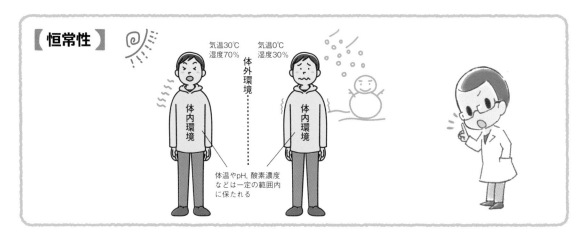

【恒常性】
気温30℃ 湿度70%　気温0℃ 湿度30%
体外環境
体内環境
体内環境
体温やpH, 酸素濃度などは一定の範囲内に保たれる

　私たちは、1日中動かずにずっと寝ていてもお腹が減りますね。これは、呼吸など生命の維持そのもののために、エネルギーが消費されているからです。これを基礎代謝といいます。ヒトが、1日に消費するエネルギーのおよそ7割が基礎代謝で、そのうちのおよそ6〜7割が体温維持に消費されます。体温維持には、膨大なエネルギーが必要なことがわかります。

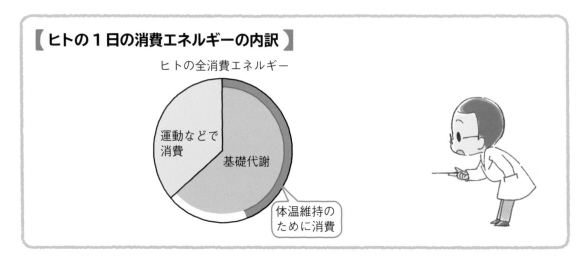

【ヒトの1日の消費エネルギーの内訳】
ヒトの全消費エネルギー
運動などで消費
基礎代謝
体温維持のために消費

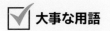
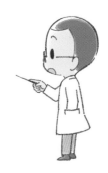

さまざまな恒常性

　体温維持のような全身に関わる恒常性のほか、個々の臓器に関わる恒常性というものもあります。臓器は急に形が変わったり、小さくなったりすることはありません。しかし、臓器を構成する細胞には入れ替わりがあります。失われた細胞がすぐに補給されるので、何も変化が無いようにみえるにすぎないのです。

　たとえば、小腸の上皮細胞の寿命はたったの14日です。次々と細胞は失われますが、次々と新しい細胞が生まれるため、恒常性が維持されているのです。もちろん、寿命が長い細胞もあり、ほぼ一生に渡って使い続けなくてはならないものもあります。

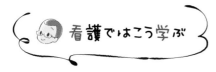

看護ではこう学ぶ

　手術は体に大きな負担がかかりますね（この負担のことを「侵襲」といいます）。
　手術（体外環境）によって乱された体内環境を、もとの正常な状態に戻そうとするはたらきも、「恒常性（ホメオスタシス）」です。

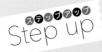

体温中枢

体温を一定に保てるのは、脳の視床下部にある「体温中枢」で調節が行われているためです。たとえば皮膚が寒さを感知すると、体温中枢に伝わり、中枢から末梢へ寒さに対抗するための2つの指示が出されます。1つは、褐色脂肪組織での熱産生の指示、もう1つは皮膚血管を収縮させて熱が逃げないようにする指示です。いずれの指示も交感神経を介して行われます。それでも熱を上げられない場合は、運動神経を介して骨格筋でのふるえが誘導され、熱産生をすることで体温を一定に維持しているのです。

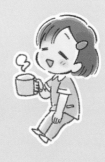

08 遺伝とDNA

DNAとは

生物の細胞内には、その生物が生きるうえで必要な遺伝情報が含まれています。生殖細胞のもつ遺伝情報をゲノムといいましたね。ゲノムはまさに「生物の設計図」です。設計図のところどころには遺伝子とよばれる部分があり、生物の性質を特徴づけています。

遺伝情報の本体はDNA（デオキシリボ核酸）です。DNAはヌクレオチドが連なった物質で、ヌクレオチドとは、リン酸、糖、塩基からなる化合物です。DNAを構成するヌクレオチドは、糖の部分にはデオキシリボースが、塩基の部分にはアデニン、チミン、グアニン、シトシンのどれかひとつが含まれます。これらはそれぞれの頭文字をとってA、T、G、Cと略して書かれます。

つまり生物の設計図は、A、T、G、Cの4つの文字で書かれている、というわけです。

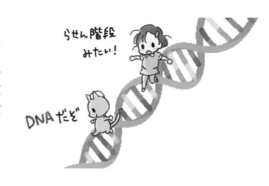

らせん階段みたい！

DNAだぞ

【 DNAの構造 】

ヌクレオチド

リン酸　糖　塩基

リン酸　デオキシリボース　A

リン酸　デオキシリボース　G

リン酸　デオキシリボース　T

リン酸　デオキシリボース　C

A、G、T、Cの4種類の塩基のうち、どれかひとつが含まれるよ。

DNAの構造

　DNAは、ヌクレオチドが多数連なったヌクレオチド鎖が２本向かい合い、ねじれてらせん状に
なった二重らせん構造をしています。このヌクレオチド鎖の二重らせん構造では、向かい合う塩基が
決まっており、AとT、GとCがそれぞれ向かい合います。したがって、一方のヌクレオチド鎖の塩
基配列が決まれば、他方のヌクレオチド鎖の配列も自動的に決まります。この関係を、「ヌクレオチ
ド鎖は互いに相補的である」、といいます。

　DNA上で４種類の塩基(A、T、G、C)がどのように並んでいるか(塩基配列といいます)はとても
重要です。それは、塩基配列が生物の遺伝情報そのものだからです。

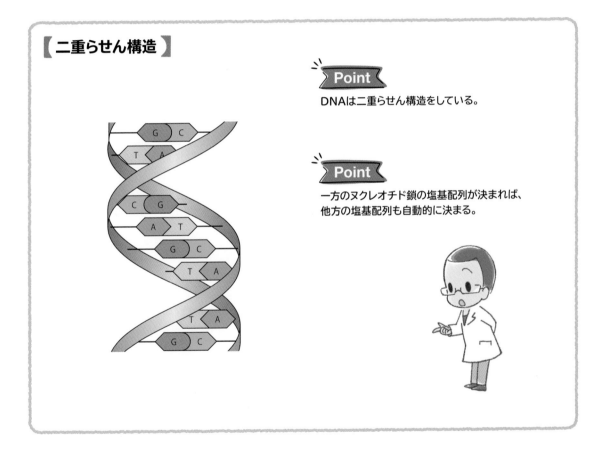

【 二重らせん構造 】

Point
DNAは二重らせん構造をしている。

Point
一方のヌクレオチド鎖の塩基配列が決まれば、
他方の塩基配列も自動的に決まる。

　塩基には相補性があるので、どの生物の
DNAも、AとTの割合は等しく、また、G
とCの割合も同様に等しいです。右のグラフ
は、ヒトと大腸菌それぞれに含まれる塩基
の割合です。

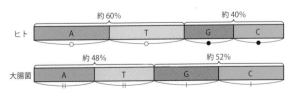

09 遺伝情報の伝達

染色体とは

　真核生物では、DNAは細胞の核の中にあります。DNAはとても長いひも状の分子で、たとえば、ヒトの1個の体細胞の中には約60億の塩基対からなるDNAがあり、その長さは2mにもおよびます。当然、伸ばした状態では小さな細胞核内には収まりません。そこで、DNAはタンパク質に巻きついて折りたたまれた形で収められており、これを染色体といいます。

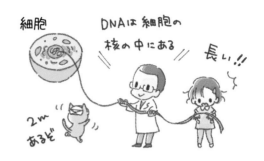

【 染色体 】

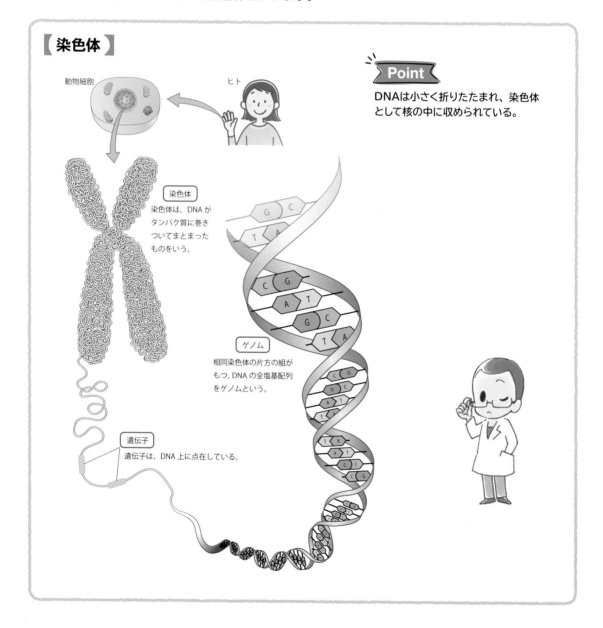

動物細胞

ヒト

Point

DNAは小さく折りたたまれ、染色体として核の中に収められている。

染色体
染色体は，DNAがタンパク質に巻きついてまとまったものをいう。

ゲノム
相同染色体の片方の組がもつ，DNAの全塩基配列をゲノムという。

遺伝子
遺伝子は，DNA上に点在している。

DNAの複製

　ヒトの体は何十兆もの細胞からできていて、すべての細胞が同じDNAをもっています。細胞は分裂によって増えていきますが、そのまま分裂すると１つの細胞に入っているDNAの量は半分になってしまいます。すべての細胞が同じDNAをもっているのは、細胞分裂の前にDNAが合成され、複製されて、それぞれの細胞に同じものが受け渡されているからです。

　DNAが複製されるときに、塩基配列に１つでもミスがあってはいけません。DNAの複製は、ミスが起こらないように巧みに行われています。新しくできたDNAのうち、１本はもとから細胞内にあったもの、もう１本は新しく合成されたものです。この複製のしかたを半保存的複製といいます。

【 **DNAの複製のしくみ** 】

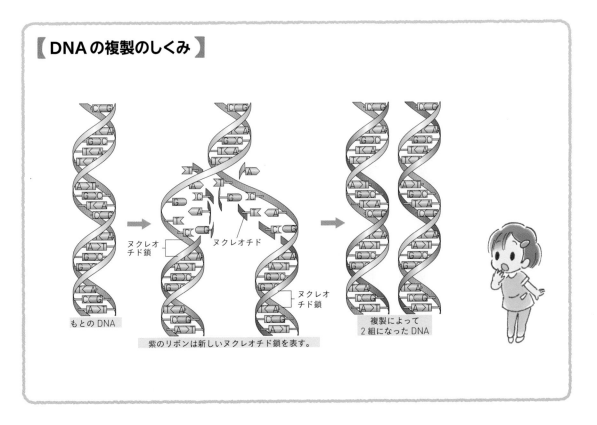

ヌクレオチド鎖

ヌクレオチド

ヌクレオチド鎖

もとのDNA

複製によって
２組になったDNA

紫のリボンは新しいヌクレオチド鎖を表す。

　体細胞には、同じ大きさ・形の染色体が２本ずつあります。これを相同染色体といいます。ヒトの相同染色体は23対46本の染色体です。片方は父親由来、もう片方は母親由来です。

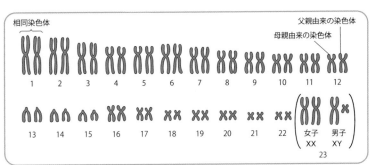

相同染色体

父親由来の染色体
母親由来の染色体

1　2　3　4　5　6　7　8　9　10　11　12

13　14　15　16　17　18　19　20　21　22

女子
XX　男子
XY

23

10 転写・翻訳

DNAのつくりと転写

DNAの中には、タンパク質をつくるための情報が塩基配列として埋め込まれています。この情報をもとにタンパク質がつくられるときには、RNA（リボ核酸）とよばれる物質が重要な役割を果たします。RNAの構造はDNAとよく似ています。RNAは、リン酸、糖、塩基からなる化合物です。糖の部分にはリボースが、塩基の部分には、アデニン、ウラシル、グアニン、シトシンのどれかひとつが含まれます。

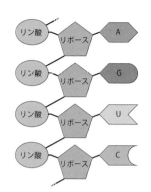

DNAの遺伝情報は、まずRNAに写し取られます。写し取られたRNAの情報は、さらにアミノ酸に読みかえられて、タンパク質が合成されます。DNAの塩基配列がRNAに写し取られる過程を転写といいます。DNAの塩基配列に、RNAの塩基配列が対応することで、DNAの遺伝情報がRNAに写し取られます。写し取られてできたRNAは、mRNA（伝令RNA）といいます。

【転写】

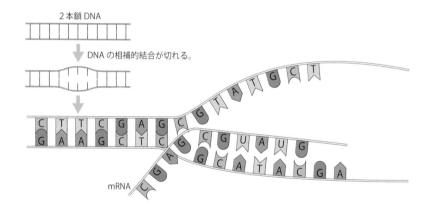

 転写されてできたRNAは、mRNA（伝令RNA）とよばれる。

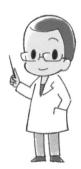

翻訳とそのしくみ

mRNAの塩基配列によりアミノ酸の配列が決まり、タンパク質は作られます。mRNAの3つの塩基の情報から、ひとつのアミノ酸が指定されます。mRNAの塩基配列が、アミノ酸の配列に読みかえられる過程を、翻訳といいます。

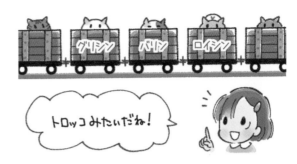

トロッコみたいだね！

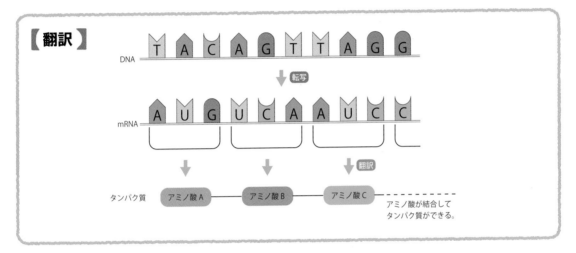

【翻訳】

DNA　T A C A G T T A G G

↓ 転写

mRNA　A U G U C A A U C C

↓　↓　↓ 翻訳

タンパク質　アミノ酸A ― アミノ酸B ― アミノ酸C -------
アミノ酸が結合して
タンパク質ができる。

アミノ酸を指定する3つ一組の塩基配列をトリプレット（3つ一組の意味）とよびます。どのトリプレットが、どのアミノ酸に対応しているかをまとめたものを、遺伝暗号表（コドン表）といいます。

ここまで見てきたように、遺伝情報は　DNA → RNA → タンパク質の順に流れていきます。逆方向、つまりタンパク質の情報からRNAやDNAが合成されることはありません。この遺伝上の一方向への決まった流れを、セントラルドグマといいます。

遺伝暗号表

		第2番目の塩基				
		ウラシル (U)	シトシン (C)	アデニン (A)	グアニン (G)	
第1番目の塩基	U	UUU UUC フェニルアラニン / UUA UUG ロイシン	UCU UCC UCA UCG セリン	UAU UAC チロシン / UAA （終止）** / UAG （終止）	UGU UGC システイン / UGA （終止） / UGG トリプトファン	U C A G	第3番目の塩基
	C	CUU CUC CUA CUG ロイシン	CCU CCC CCA CCG プロリン	CAU CAC ヒスチジン / CAA CAG グルタミン	CGU CGC CGA CGG アルギニン	U C A G	
	A	AUU AUC イソロイシン / AUA / AUG メチオニン（開始）*	ACU ACC ACA ACG トレオニン	AAU AAC アスパラギン / AAA AAG リシン	AGU AGC セリン / AGA AGG アルギニン	U C A G	
	G	GUU GUC GUA GUG バリン	GCU GCC GCA GCG アラニン	GAU GAC アスパラギン酸 / GAA GAG グルタミン酸	GGU GGC GGA GGG グリシン	U C A G	

＊開始コドン…メチオニンを指定するコドンであると同時に、タンパク質の合成を開始する目印としての働きをもつ。

＊＊終止コドン…対応するアミノ酸がないので、タンパク質の合成が止まる。

11 タンパク質と細胞の多様性

タンパク質とアミノ酸

ヒトの体には、およそ10万種類のタンパク質が含まれています。皮膚や筋肉をつくるもの、抗体や酵素としてはたらくもの、細胞膜にあって情報伝達に関わるものなど実に多様です。

タンパク質は、アミノ酸がペプチド結合によって、たくさんつながってできた分子です。生物のタンパク質をつくるアミノ酸は、グリシンやシステインなど、全部で20種類あります。

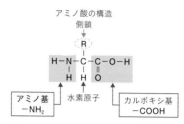

アミノ酸の構造

炭素原子（C）にアミノ基（$-NH_2$）、カルボキシ基（$-COOH$）、水素原子（H）、側鎖が結合した有機物。側鎖の違いでアミノ酸の種類が変わる。

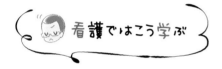

看護ではこう学ぶ

20種類のアミノ酸が、どのようにいくつ並んでいるかによって、タンパク質の種類が決まります。アミノ酸の配列情報をもつのはDNAです。そのためDNAの複製が正確でないと、正常なタンパク質をつくることができません。

【 ペプチド結合と一次構造 】

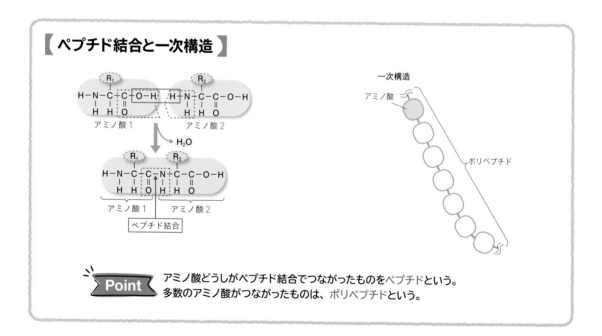

> **Point** アミノ酸どうしがペプチド結合でつながったものをペプチドという。多数のアミノ酸がつながったものは、ポリペプチドという。

タンパク質のアミノ酸配列は一次構造といいます。そして、ポリペプチドがジグザグ状やらせん状になり、立体的な形になったものは二次構造といいます。二次構造がさらに複雑な形をとると三次構造、複数のポリペプチドが組み合わさると四次構造とよばれるつくりになります。

タンパク質は熱や強い酸・アルカリによって、その立体構造が壊れてしまい、本来のはたらきができなくなります。これを変性といいます。

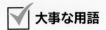
【 二次構造～四次構造 】

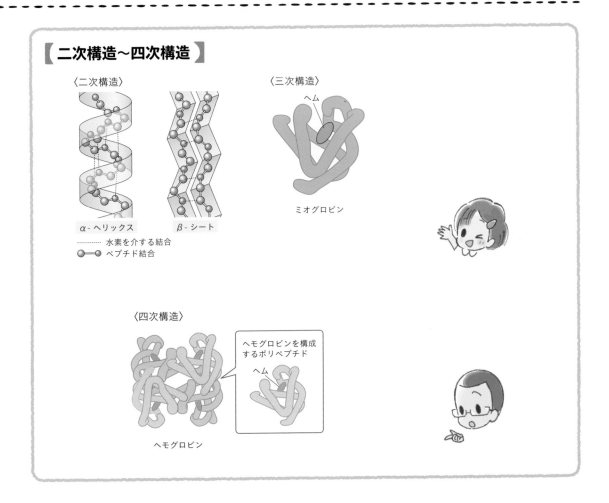

〈二次構造〉

α-ヘリックス　　β-シート

- - - - - 水素を介する結合
●─● ペプチド結合

〈三次構造〉

ヘム

ミオグロビン

〈四次構造〉

ヘモグロビンを構成
するポリペプチド

ヘム

ヘモグロビン

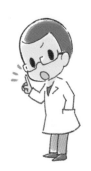

細胞分化と細胞の多様性

　ヒトの体は、およそ37兆個の細胞からできているとされます。そして、細胞の種類は200を超えるといわれています。

　ヒトは受精卵という1つの細胞からスタートします。その1つの細胞が体細胞分裂によって数を増やすとともに、それぞれ固有の形や機能をもつようになるのです。細胞が何らかのはたらきをもつようになる過程を分化といいます。

　体細胞分裂によってできた細胞は、どれも全く同じゲノムをもっています。それにもかかわらず、細胞の形や機能が異なるのは、発現している遺伝子が異なるからです。つまり、細胞の種類ごとにいろいろなタンパク質をもっているということになり、タンパク質の違いが細胞の違いを生んでいるのです。

12 突然変異

突然変異と病気

　DNAの塩基配列は、通常は正確に複製されます。しかし、もし塩基の1つが違ってしまったらどうなるのでしょうか？

　塩基は60億対もあるのですから、1つぐらい違っても問題がないように思えます。しかし、たった1つの塩基の間違いが、病気を生むことがあります。

【 鎌状赤血球貧血症 】

　酸素を運搬する赤血球が変形して、酸素を運搬する力が低くなったために、貧血を起こしやすくなる鎌状赤血球貧血症という病気があります。

　この病気は、たった1つの塩基配列の違いによって生じることがわかっています。

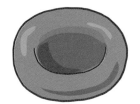

正常な赤血球

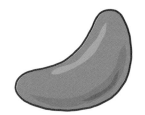

鎌状赤血球貧血症の人の赤血球
三日月状に変形している

塩基	CTC	⟹	CAC
アミノ酸	グルタミン酸	⟹	バリン

たった1つの塩基の違いで赤血球の形が変わる。

　この病気は、本来は「CTC」という配列であるべきものが「CAC」という配列に変わってしまったために起きます。CTCはグルタミン酸を指定しますが、CACだとバリンになってしまうのです。これは塩基の「置換」による変異です。変異にはほかにも、余計な塩基が入ってしまう「挿入」や、必要な塩基が抜けてしまう「欠失」があります。挿入や欠失が起こると、塩基の読み枠がズレて、本来の正しいタンパク質が形成されなくなってしまいます。変異はどの染色体にも起きる可能性があります。どの染色体のどの部分で異常が起きるかにより、かかる病気は当然ながら異なります。

常染色体の変異による遺伝病

　遺伝子が変化することで起こる病気を総称して遺伝病といいます。遺伝病には、鎌状赤血球貧血症のような遺伝子の突然変異によるもののほか、染色体異常によるもの、遺伝と環境双方の原因が合わさって起こるものがあります。

　変異が起こる部位もさまざまで、常染色体に起こる場合もあれば性染色体に起こる場合もあります。常染色体の突然変異による遺伝病には、優性と劣性があります。染色体は両親から1本ずつ受け継ぎますが、優性の遺伝病の場合、どちらか1本に異常があれば病気になってしまいます。このタイプの遺伝病には、ハンチントン病や網膜芽細胞腫などがあります。劣性の遺伝病は、2本とも異常がある場合にのみ病気になるもので、フェニルケトン尿症などがあります。

【 常染色体と性染色体 】

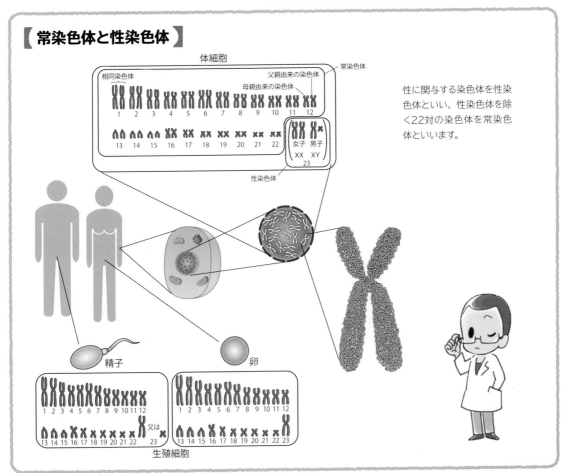

性に関与する染色体を性染色体といい、性染色体を除く22対の染色体を常染色体といいます。

性染色体（X染色体）の変異による遺伝病

　性染色体のX染色体の変異によって起こる遺伝病を伴性遺伝病といい、代表例として血友病があります。

　血友病は基本的には男性がかかるものです。男性はX染色体を1本しかもちませんから、そのX染色体に異常あれば病気になります。女性の場合は2本もっているので、どちらか1本が正常なら問題ありません。女性が血友病になるのは極めてまれです。

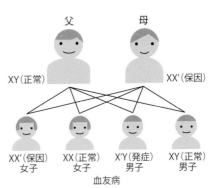

血友病

13 細胞分裂とDNA

細胞分裂と細胞周期

ヒトの細胞は大きく分類すると、生殖を担う生殖細胞と、体を構成する体細胞に分けることができます。生殖細胞は減数分裂を、体細胞は体細胞分裂を行います。

ヒトが受精卵からスタートして、体が出来上がっていく過程では、体細胞分裂が盛んに起きます。細胞分裂をするには、いろいろな準備が必要です。実際に細胞分裂を行う時期は分裂期といい、それ以外の時期は間期といいます。分裂の準備は間期に行います。

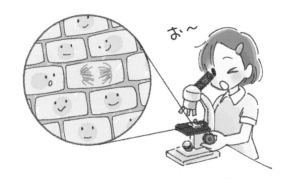

体細胞分裂が始まってから、次の体細胞分裂が始まるまでを細胞周期といいます。細胞周期は分裂期と間期の繰り返しです。

DNAの複製

体細胞は、分裂の前も後も、同じ量のDNAをもっています。分裂してもDNAが減らないのは、間期にDNAを複製して量を2倍に増やしているからです。

間期にはDNA合成準備期（G_1期）、DNA合成期（S期）、分裂準備期（G_2期）の3つの段階があります。G_1期→S期→G_2期と進み、分裂期に突入します。

【 細胞周期と DNA 量の増減 】

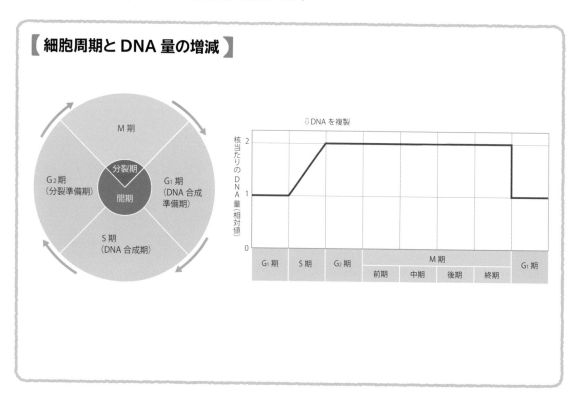

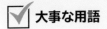
細胞分裂とDNA

　分裂期は前期→中期→後期→終期と進みます。終期が終わると、間期のG₁期に移ります。分裂前の細胞を母細胞といい、分裂によってできた2つの新しい細胞を娘細胞といいます。母細胞も娘細胞も同じDNAを同じ量だけ保有しています。

　分裂期前期は、核内にもやのように分散していた染色体が集まり、ヒモ状になります。中期になると、ヒモ状の染色体はさらに凝集して、太くなって棒状になります。そして、細胞中央（赤道面）に並びます。後期は赤道面に並んだ染色体が分離して、中央から端の方（両極）に移動します。終期になると、固まっていた染色体はほどけます。核膜もつくられ、染色体をつつみます。また、細胞質が分離し、2つの細胞にきっちりと分かれます。

【 **分裂期の細胞とDNA** 】

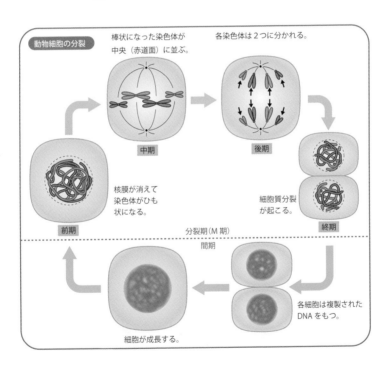

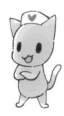

▶ **Point** 母細胞のDNA量と娘細胞のDNA量は同じ。

14 骨のつくり

全身の骨格

　人間には約200個の骨があります。骨は連結して骨組みを形成し、わたしたちの体を形作っています。骨を部位によって分類すると、頭蓋骨（頭の骨）、体幹骨（脊柱・肋骨など）、上肢骨（腕の骨）、下肢骨（足の骨）となります。

　骨の役割は、筋肉や靭帯とともに体の安定性を保ち、運動を支えることです。そのため、骨格系と筋肉は「運動器」ともよばれます。

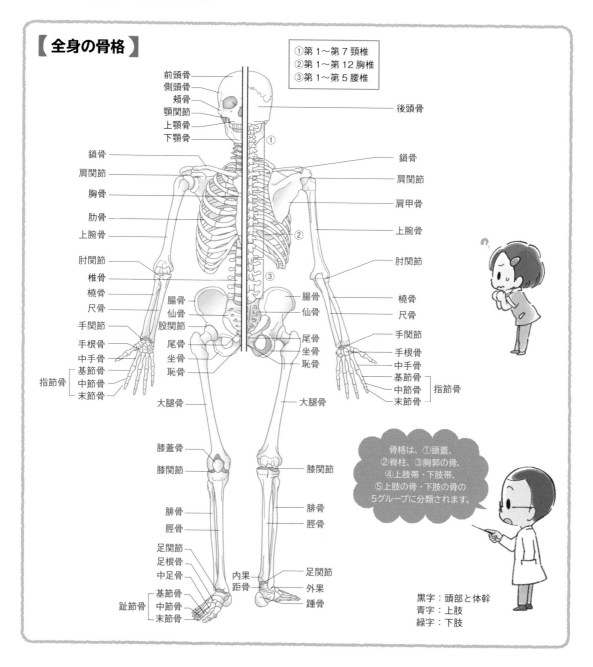

【 全身の骨格 】

①第1〜第7頸椎
②第1〜第12胸椎
③第1〜第5腰椎

前頭骨
側頭骨
頬骨
顎関節
上顎骨
下顎骨
後頭骨
鎖骨
肩関節
胸骨
肋骨
上腕骨
肘関節
椎骨
橈骨
尺骨
手関節
手根骨
中手骨
基節骨
指節骨 中節骨
末節骨
腸骨
仙骨
股関節
尾骨
坐骨
恥骨
大腿骨

鎖骨
肩関節
肩甲骨
上腕骨
肘関節
腸骨
仙骨
橈骨
尺骨
手関節
尾骨
坐骨
恥骨
手根骨
中手骨
基節骨
中節骨 指節骨
末節骨
大腿骨

膝蓋骨
膝関節
腓骨
脛骨
足関節
足根骨
中足骨
基節骨
趾節骨 中節骨
末節骨
内果
距骨

膝関節
腓骨
脛骨
足関節
外果
踵骨

骨格は、①頭蓋、②脊柱、③胸郭の骨、④上肢帯・下肢帯、⑤上肢の骨・下肢の骨の5グループに分類されます。

黒字：頭部と体幹
青字：上肢
緑字：下肢

骨の構造

　骨の表面は、骨膜という膜状の組織でおおわれています。骨膜には血管や神経がたくさん通っていて、骨を守るだけでなく、栄養を与えたり成長・再生を促したりするはたらきもあります。

　骨は、表面は密度が高いつくりをしていますが、内部はスポンジのようにスカスカしています。表面を緻密質、内部を海綿質といいます。骨の中心部は髄腔という空洞になっていて、この部分と海綿質の細かな空洞は、骨髄という液状の組織で満たされています。

【 骨の構造 】

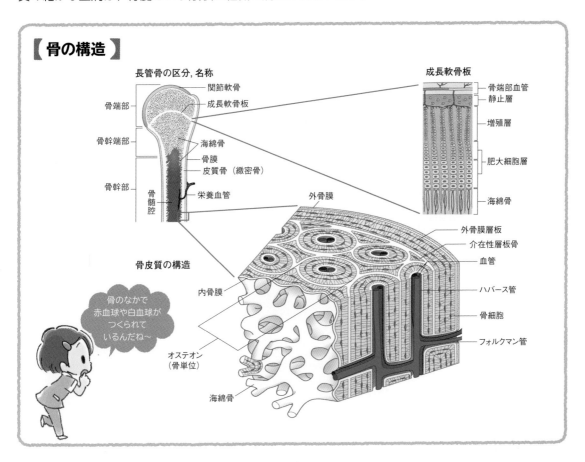

【 骨の役割 】

人体構造の維持：骨組みを形成して体を維持し、筋肉（筋）と連結して運動を担う。

内臓の保護：頭・胸・腹部の内臓を衝撃から守る。

カルシウムの貯蔵：カルシウムの貯蔵庫としてはたらく。必要に応じて、カルシウムを血
　　　　　　　　　　液中に放出する。

造血作用：骨髄で、赤血球・白血球、血小板をつくる。

15 骨のはたらき、関節の役割

骨のはたらき

骨では常に形成と破壊が起きています。骨をつくるのは骨芽細胞、壊すのは破骨細胞です。

骨芽細胞は、コラーゲンでできたオステオイドという網目状の構造をつくります。そして、オステオイドにカルシウムを集め、頑丈な骨をつくります。骨芽細胞は成長すると骨に埋め込まれ、骨細胞となります。破骨細胞は、古くなった骨を分解し、カルシウムを血液中に放出します。

骨が良い状態を保つためには、骨芽細胞と破骨細胞がバランスよくはたらくことが肝心なのです。

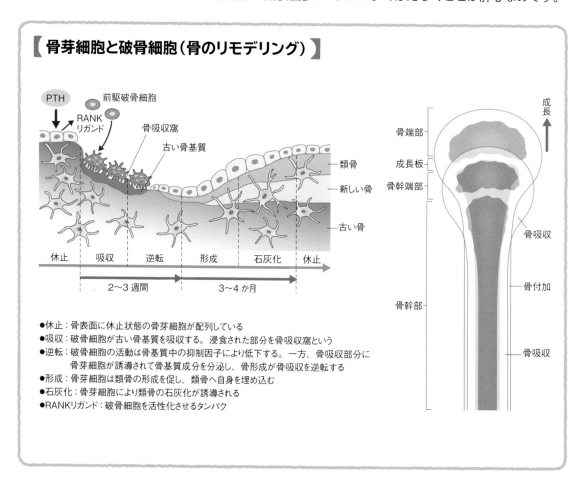

【骨芽細胞と破骨細胞（骨のリモデリング）】

- ●休止：骨表面に休止状態の骨芽細胞が配列している
- ●吸収：破骨細胞が古い骨基質を吸収する。浸食された部分を骨吸収窩という
- ●逆転：破骨細胞の活動は骨基質中の抑制因子により低下する。一方、骨吸収部分に骨芽細胞が誘導されて骨基質成分を分泌し、骨形成が骨吸収を逆転する
- ●形成：骨芽細胞は類骨の形成を促し、類骨へ自身を埋め込む
- ●石灰化：骨芽細胞により類骨の石灰化が誘導される
- ●RANKリガンド：破骨細胞を活性化させるタンパク

関節の役割

骨は単一では存在せず、必ずとなり合った骨同士が、関節（頭蓋骨では縫合）で付着・連結しています。関節の存在により、その付着・連結させた両方の骨、あるいは一方の骨が動かせるようになっています。簡単にいえば、関節のおかげで骨は運動できるのです。

関節内で接する骨と骨は、白い滑らかな関節軟骨でできた関節面で向かい合っています。この関節面の関節軟骨は骨端をおおっています。このように、関節軟骨は骨同士が接触するときの衝撃を和らげ、スムーズに運動できるようにはたらいています。

【関節の構造】

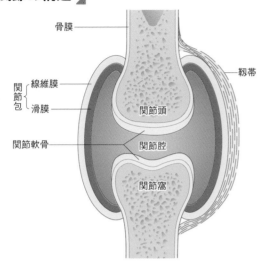

Point

多くの関節は、強靭な関節包に包まれている。関節包は、結合組織性の部分と関節面の軟骨性の部分からできている。

看護ではこう学ぶ

関節腔があり、関節を共有している骨をいくつかの方向に動かすことができる関節を、「可動関節」あるいは「自由関節」といいます。ほとんどの関節はこの可動関節に属します。関節の形による分類を表に示します。

関節の形による分類

関節の名前	主な関節
球（きゅう）関節	肩関節、股関節
臼状（きゅうじょう）関節	股関節
楕円（だえん）関節	橈骨手根管節
鞍（あん）関節	母指の手根中手関節
蝶番（ちょうばん）関節	膝関節
車軸（しゃじく）関節	上橈尺関節
平面（へいめん）関節	椎間関節

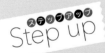
Step up　靭帯（じんたい）

靭帯とは骨と骨の結合を強化する組織です。靭帯は、関節において骨同士を互いに強く連結させ、その連結を安定化させています。

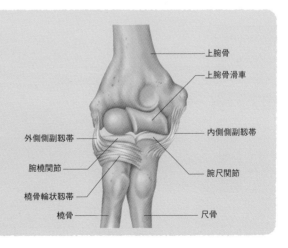

16 筋肉とは

筋肉の種類

筋肉（筋）とは、体の支持や運動にかかわる器官で、骨格筋（こっかくきん）（体を支え、動かす筋）、平滑筋（へいかつきん）（内臓を形成する筋）、心筋（しんきん）（心臓を形成する筋）の3種類に大別されます。

骨格筋は自らの意思で動かすことができ、このような筋を随意筋（ずいいきん）といいます。一方、平滑筋や心筋は動かすことができず、このような筋を不随意筋（ふずいいきん）といいます。

骨格筋は、形状によってさまざまな呼び方があります。また、役割によってもさまざまな分類ができます。

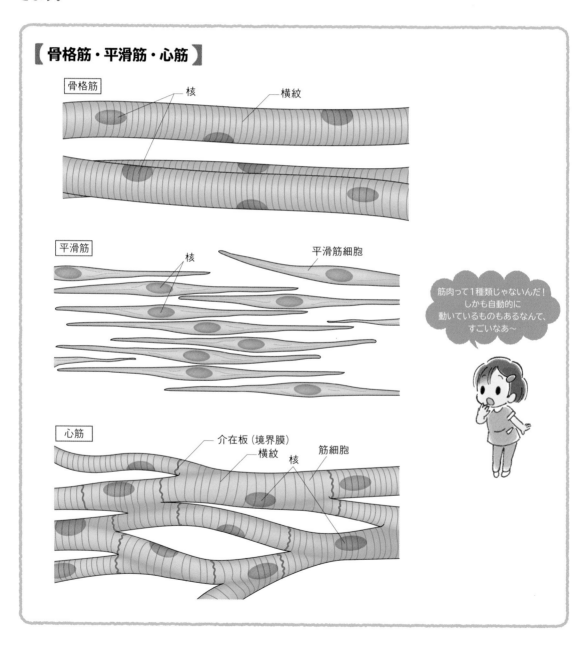

【骨格筋・平滑筋・心筋】

骨格筋　核　横紋

平滑筋　核　平滑筋細胞

心筋　介在板（境界膜）　横紋　核　筋細胞

筋肉って1種類じゃないんだ！しかも自動的に動いているものもあるなんて、すごいなあ〜

骨格筋の特性

骨格筋には以下のような特性があります。

① 興奮性があり、神経の刺激によって興奮する

② 収縮能があり、自身の長さを縮めることができる

③ 伸展性があり、その長さを伸ばすことができる

④ 弾力性があり、収縮・伸展後にもとの長さに戻ることができる

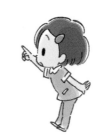

このような特性により、骨格筋は運動が可能となるのです。

骨格筋の基本構造

骨格筋の基本構造は、筋線維の配列から、「紡錘状筋」と「羽状筋」の2つに大別されます。

紡錘状筋は太く丸い筋腹から両端にいくにつれて細くなる形です。羽状筋は筋線維が羽のような形をしています。

紡錘状筋と羽状筋を同じ容積の筋で比較すると、羽状筋は紡錘状筋よりも筋線維が短く、運動範囲は小さいですが、筋線維の数が多く筋力は高くなります。

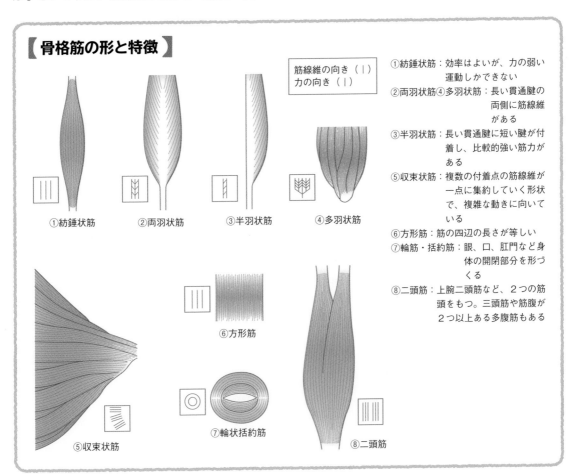

【骨格筋の形と特徴】

筋線維の向き（｜）
力の向き（｜）

① 紡錘状筋　② 両羽状筋　③ 半羽状筋　④ 多羽状筋

⑥ 方形筋

⑤ 収束状筋　⑦ 輪状括約筋　⑧ 二頭筋

① 紡錘状筋：効率はよいが、力の弱い運動しかできない

② 両羽状筋④ 多羽状筋：長い貫通腱の両側に筋線維がある

③ 半羽状筋：長い貫通腱に短い腱が付着し、比較的強い筋力がある

⑤ 収束状筋：複数の付着点の筋線維が一点に集約していく形状で、複雑な動きに向いている

⑥ 方形筋：筋の四辺の長さが等しい

⑦ 輪筋・括約筋：眼、口、肛門など身体の開閉部分を形づくる

⑧ 二頭筋：上腕二頭筋など、2つの筋頭をもつ。三頭筋や筋腹が2つ以上ある多腹筋もある

17 骨格筋のつくり

骨格筋の構造

　骨格筋は筋線維（筋細胞）が集まって構成されています。筋線維は多核の細胞で、細胞質には筋原線維がたくさん詰まっています。筋線維も筋原線維も、細長い形をしています。

　筋原線維を顕微鏡で観察すると、明るく見える部分と暗く見える部分が見られます。明るいところを明帯、暗いところを暗帯といい、これらは交互に配置されています。この配置が縞模様に見えるため、骨格筋は横紋筋ともよばれます。

　明帯の真ん中には、Z膜という膜状の仕切りがあり、Z膜とZ膜の間をサルコメア（筋節）といいます。

【 骨格筋と組織構造 】

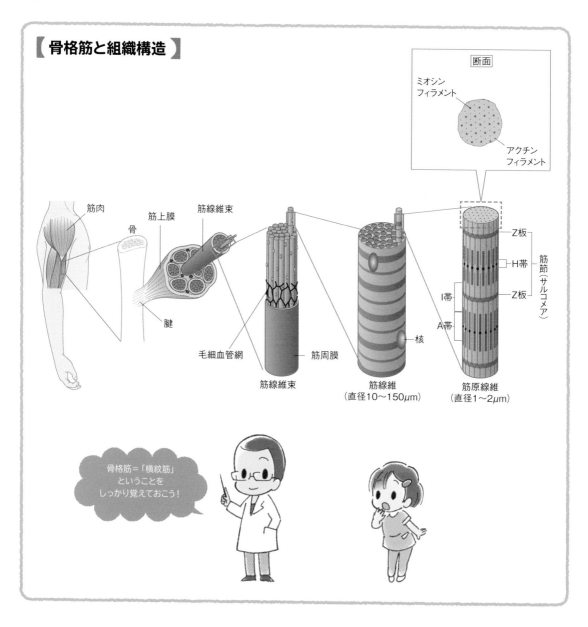

断面

ミオシンフィラメント

アクチンフィラメント

筋肉

骨

筋上膜

筋線維束

毛細血管網

筋周膜

筋線維束

筋線維
（直径10〜150μm）

核

腱

Z板

H帯

Z板

I帯

A帯

筋節（サルコメア）

筋原線維
（直径1〜2μm）

骨格筋＝「横紋筋」
ということを
しっかり覚えておこう!

大事な用語 ▶ 筋線維　筋原線維　明帯　暗帯　横紋筋　Z膜　サルコメア

アクチンフィラメント　ミオシンフィラメント　滑り説　クレアチンリン酸

骨格筋が伸び縮みするしくみ

　筋原線維はアクチンフィラメントとミオシンフィラメントという2種類のフィラメントからできています。筋肉は、伸びたり（弛緩）、縮んだり（収縮）します。筋収縮は、アクチンフィラメントがミオシンフィラメントの間に滑り込むことで起きます。これを滑り説といいます。

　筋収縮にはアデノシン三リン酸（ATP）が必要ですが、筋線維のもつATPは少なく、枯渇しがちです。そこで利用されるのがクレアチンリン酸です。クレアチンリン酸をクレアチンに分解し、そのときに出るリン酸をアデノシン二リン酸（ADP）に渡すことで、ATPを再生することができます。

【 サルコメア 】

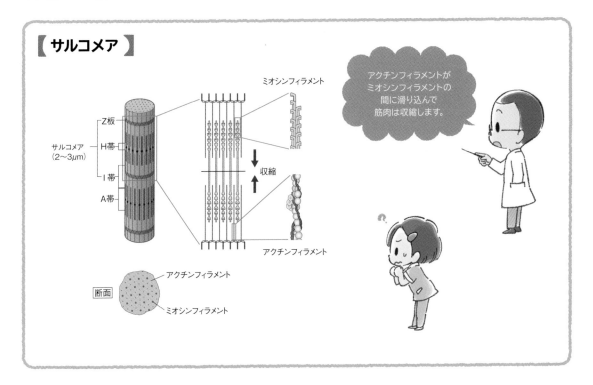

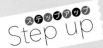 **進行性筋ジストロフィー**

　進行性筋ジストロフィーは、筋線維の変性・壊死により進行性の筋力低下、筋萎縮をきたす遺伝性の疾患です。厚生労働省の指定難病であり、現在のところ根本的な治療方法はありません。

　進行性筋ジストロフィーでは、筋力低下の進行は早く、10歳程度で歩行が不能となり、関節の拘縮や脊椎の変形を呈し、進行すると寝たきりとなります。20歳前後で心不全や呼吸不全などにより死亡することが多い病気です。

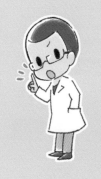

18 神経系とニューロン

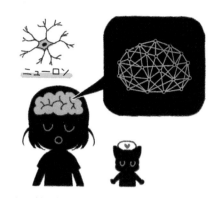

神経信号の伝達

　神経系は、ニューロン（神経細胞）からなる器官系で、全身にネットワークをつくっています。さまざまな情報が、電気信号や化学信号となってニューロンを伝わることで、私たちの体は維持されています。

　ニューロンには、眼や耳などで受け取った情報を中枢に伝える感覚ニューロン、脳・脊髄などの中枢神経を構成する介在ニューロン、中枢からの命令を筋肉などに伝える運動ニューロンの3つがあります。

　ニューロンは、細胞体と軸索からなります。細胞体は核と、樹状突起という短い突起をもちます。脊椎動物の軸索の大部分は、シュワン細胞がまきつき、髄鞘という構造を形成しています。軸索は神経線維ともいい、たくさん束になって神経をつくっています。

【 ニューロン（神経細胞） 】

神経信号の伝達

- 樹状突起
- 神経細胞（細胞体）
- 神経突起（軸索）
- 情報の伝達
- 神経突起（軸索）
- シナプス
- 情報の伝達
- 樹状突起
- 神経細胞
- 神経伝達物質（アセチルコリンなど）

有髄神経線維

- 樹状突起
- 髄鞘（ミエリン鞘）
- シュワン細胞
- ランビエ絞輪（髄鞘の切れ目）
- 軸索
- シナプス
- 骨格筋

［断面図］

- 髄鞘
- 軸索
- シュワン細胞（髄鞘のもと）

Point　樹状突起は隣接した神経細胞どうしを連絡する。神経突起は軸索といわれ、ほかのニューロンの樹状突起に情報を送る。ニューロン間の伝達にかかわる部分をシナプスという。シナプスにおける情報伝達には神経伝達物質が介在する。
髄鞘をもつ神経線維は有髄神経線維、もたないものは無髄神経線維という。

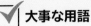 **大事な用語** ▶ ニューロン　神経細胞　感覚ニューロン　介在ニューロン　運動ニューロン
細胞体　軸索　樹状突起　シュワン細胞　髄鞘　興奮

興奮

　ニューロンは刺激を受けると、細胞膜の内側と外側で電気的な変化が起こり、興奮が生じます。

　ニューロンには、「興奮するかしないか」の二通りの反応しかありません。この性質を全か無かの法則といいます。

　興奮が起こるのは、ある一定以上の強さの刺激で、この強さを閾値(いきち)といいます。

【 **刺激の強さ・興奮の大きさ** 】

 閾値は各ニューロンで異なる。そのため、多数の軸索からなる神経では、刺激が強い方が興奮も大きくなる。

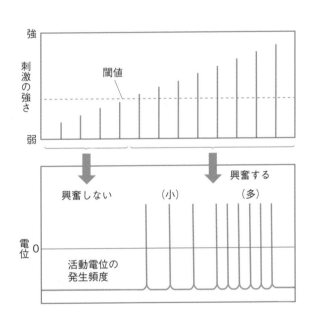

刺激の強さの情報は、興奮の発生頻度で伝えられます！

強い刺激ほど、活動電位が発生する頻度が高くなるのね！

19 興奮の伝導・伝達

伝導と伝達

　興奮が軸索を伝わることを伝導、化学物質によって次のニューロンに伝わることを伝達といいます。

　興奮は軸索を両方向に伝わっていきます。ニューロンが刺激を受けると、興奮部と隣接する静止部との間で活動電流が流れます。活動電流の刺激は隣接部を興奮させ、新たに活動電流を生じさせます。この繰り返しによって興奮は伝わります。ただし、興奮が終わったばかりの部分は、しばらく刺激に反応できません。この反応できない時間を不応期といい、興奮がもとの方向に戻ってしまうことを防いでいます。

　興奮は、有髄神経線維の方が無髄神経線維よりもはるかに速く伝わります。有髄神経線維では、ランビエ絞輪という髄鞘の切れ目がいたるところにあり、この部分を飛ばして興奮が伝わるからです。このような伝導のしかたを跳躍伝導といいます。

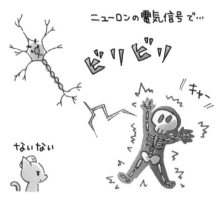

ニューロンの電気信号で…

ビリビリ

キャー

ないない

【 興奮の伝導 】

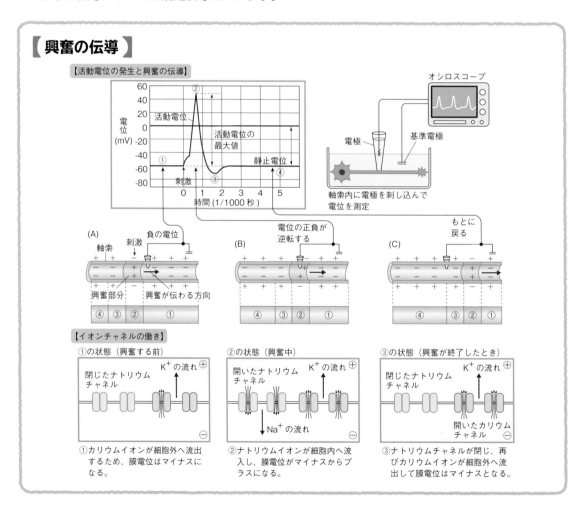

【活動電位の発生と興奮の伝導】

電位 (mV)

活動電位

活動電位の最大値

静止電位

刺激

時間 (1/1000 秒)

オシロスコープ

電極　　基準電極

軸索内に電極を刺し込んで電位を測定

(A) 軸索　刺激　負の電位　興奮部分　興奮が伝わる方向

(B) 電位の正負が逆転する

(C) もとに戻る

【イオンチャネルの働き】

①の状態（興奮する前）
閉じたナトリウムチャネル　K⁺の流れ
①カリウムイオンが細胞外へ流出するため、膜電位はマイナスになる。

②の状態（興奮中）
開いたナトリウムチャネル　K⁺の流れ　Na⁺の流れ
②ナトリウムイオンが細胞内へ流入し、膜電位がマイナスからプラスになる。

③の状態（興奮が終了したとき）
閉じたナトリウムチャネル　K⁺の流れ　開いたカリウムチャネル
③ナトリウムチャネルが閉じ、再びカリウムイオンが細胞外へ流出して膜電位はマイナスとなる。

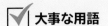

神経伝達物質

　ニューロンは、他のニューロンや細胞と、隙間を隔てて接しています。このつくりをシナプス、隙
間はシナプス間隙（かんげき）といいます。興奮が軸索の末端に達すると、シナプス小胞からシナプス間隙へ神経
伝達物質が放出されます。神経伝達物質は次のニューロンや細胞に受け取られ、興奮が伝わります。

　シナプスには、次のニューロンを興奮させる興奮性シナプスと、抑制する抑制性シナプスがありま
す。興奮性シナプスはアセチルコリンやノルアドレナリンなどを、抑制性シナプスはγ-アミノ酪酸（らくさん）
（GABA）などを神経伝達物質として使います。

【 シナプス 】

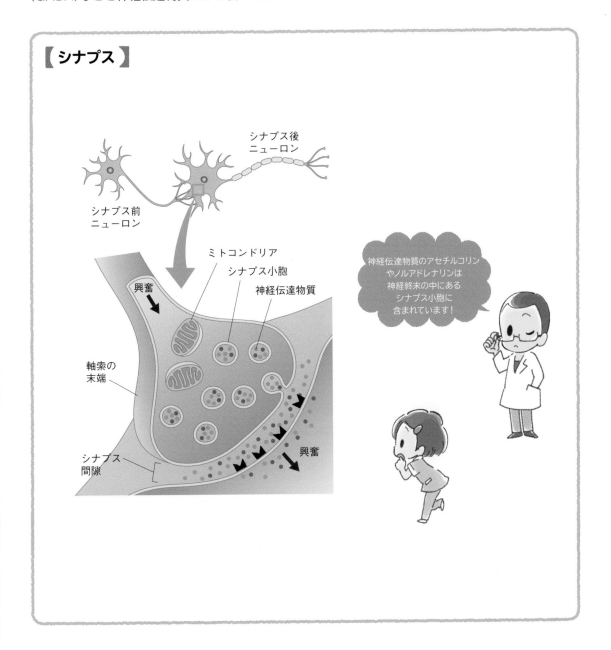

20 中枢神経系～脳のつくりとはたらき

中枢神経系のしくみ

　脊椎動物では、ニューロンの多くが脳と脊髄に集まり、神経の中枢をなしています。そこで、脳と脊髄を合わせて中枢神経系といいます。中枢神経系以外のニューロンは末梢神経系といい、自律神経系などが含まれます。脳は、大脳、間脳、中脳、小脳、延髄の各部分に分かれていて、それぞれ重要な役割をもちます。

大脳：記憶や思考など高度な精神活動の中枢があります。また、感覚や随意運動（自らの意思による運動）の中枢もあります。

間脳：視床と視床下部からなります。視床下部には自律神経の中枢があります。

中脳：姿勢を保つ中枢、眼球運動の中枢、瞳孔反射の中枢があります。瞳孔反射とは、光の強さによって、瞳孔が開いたり縮んだりする反射です。

小脳：筋肉運動を調節する中枢、体の平衡を保つ中枢があります。

延髄：呼吸運動や血液循環などの中枢があります。

【 脳のつくり（断面図）】

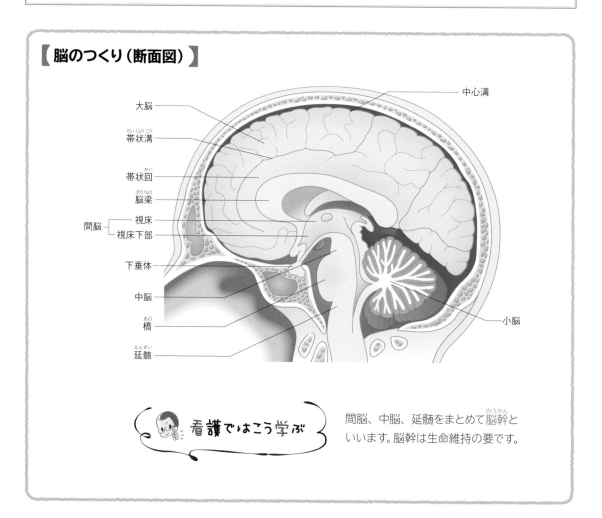

中心溝
大脳
帯状溝
帯状回
脳梁
間脳 — 視床
　　　　視床下部
下垂体
中脳
橋
延髄
小脳

看護ではこう学ぶ　間脳、中脳、延髄をまとめて脳幹といいます。脳幹は生命維持の要です。

大脳のはたらき

大脳について、もう少し詳しく見てみましょう。

大脳は、左半球と右半球に分かれていて、脳梁という神経線維の束でつながっています。

大脳の外側を大脳皮質(灰白質)、内側を大脳髄質(白質)といいます。

哺乳類の大脳皮質は、新皮質と辺縁皮質からできています。ヒトでは新皮質がとても発達していて、ほとんどが新皮質です。辺縁皮質は間脳の近くにわずかにみられるのみです。

新皮質には、感覚野(感覚の中枢)、運動野(随意運動の中枢)、連合野(高度な精神活動の中枢)があります。

【 脳の区分（前から） 】

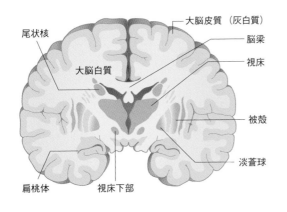

尾状核
大脳白質
大脳皮質　（灰白質）
脳梁
視床
被殻
淡蒼球
扁桃体　　視床下部

Point

大脳皮質はニューロンの細胞体が集まっていて、灰白色をしている。大脳髄質は軸索(じくさく)が集まっていて、白色をしている。

【 大脳皮質の部位ごとの役割 】

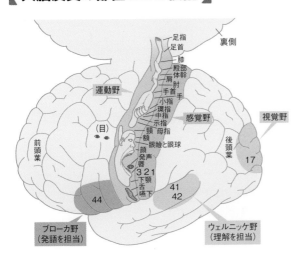

足指
足首
裏側
膝
殿部
体幹
肩
肘
手首
手
小指
環指
中指
示指
額　母指
眼瞼と眼球
顔
発声
唇
3 2 1
下顎
舌
嚥下
44
41
42
運動野
感覚野
視覚野
17
後頭葉
前頭葉
(目)
ブローカ野
(発語を担当)
ウェルニッケ野
(理解を担当)

大脳皮質は部位によって担っている役割がそれぞれ異なります。

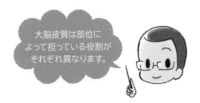

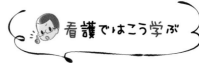
看護ではこう学ぶ

運動野・感覚野の神経機能が局在します。体のコントロールを担当する運動野は前頭葉の中心前回にあり、感覚を司る感覚野は中心後回にあります。

発語を担当する領域は「ブローカ野」、言語を理解する領域は「ウェルニッケ野」です。

21 中枢神経系〜脊髄のつくりと反射

脊髄神経

　脊髄は、受容器と効果器を大脳とつなぐ円柱状の細長い神経で、脊椎(いわゆる背骨)の中を通っています。脊髄の外側を脊髄皮質、内側を脊髄髄質といいます。大脳とは逆で、外側が白質、内側が灰白質です。

　脊髄には、感覚神経の通る背根、運動神経と自律神経の通る腹根という部分があります。

　受容器の興奮は、背根→皮質→髄質→大脳→髄質→皮質→腹根というルートを通って、効果器へと伝えられます。

【 脊髄 】

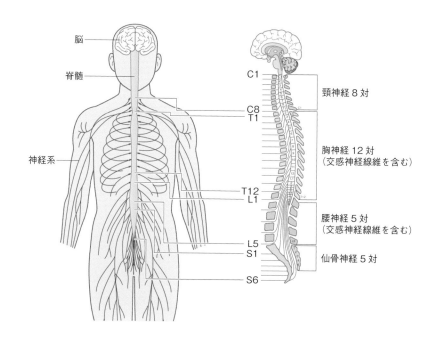

脳

脊髄

神経系

C1

C8
T1

頸神経 8 対

胸神経 12 対
(交感神経線維を含む)

T12
L1

腰神経 5 対
(交感神経線維を含む)

L5
S1

仙骨神経 5 対

S6

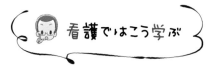

看護ではこう学ぶ

脊髄を損傷すると、運動麻痺や知覚障害、排尿・排便障害、自律神経障害(体温調節異常、発汗異常、起立性低血圧など)、性機能障害などがあらわれます。頭に近い部位を損傷するほど障害される範囲は広くなります。

反射

　私たちは、熱いものに不用意に触れたとき、無意識に手を引っ込めます。この無意識の反応が反射です。反射では、受容器の興奮は、大脳を経由せずに効果器へと直接伝わります。だから反応が速いのです。

　反射の例としては、屈筋反射(熱いものに触れたとき、手を引っ込める)、膝蓋腱反射(ひざ関節の下をたたくと、勝手に足が上がる)、瞳孔反射(まぶしいと瞳孔が閉じ、暗いと開く)などがあります。反射の中枢は、反射の種類によって異なり、脊髄のほか延髄や中脳の場合もあります。

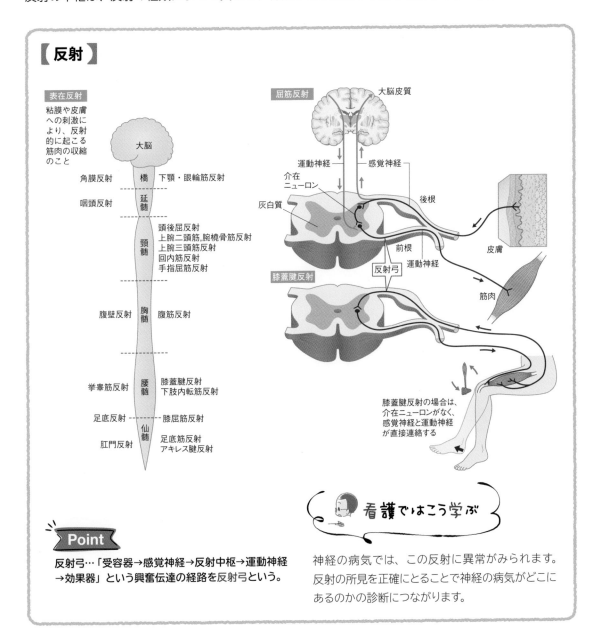

【反射】

表在反射
粘膜や皮膚への刺激により、反射的に起こる筋肉の収縮のこと

大脳

橋	角膜反射 / 下顎・眼輪筋反射
延髄	咽頭反射
頸髄	頭後屈反射 / 上腕二頭筋,腕橈骨筋反射 / 上腕三頭筋反射 / 回内筋反射 / 手指屈筋反射
胸髄	腹壁反射 / 腹筋反射
腰髄	挙睾筋反射 / 膝蓋腱反射 / 下肢内転筋反射
仙髄	足底反射 / 膝屈筋反射 / 肛門反射 / 足底筋反射 / アキレス腱反射

屈筋反射
大脳皮質
運動神経　感覚神経
介在ニューロン
灰白質
後根
前根
運動神経
皮膚
反射弓
筋肉

膝蓋腱反射

膝蓋腱反射の場合は、介在ニューロンがなく、感覚神経と運動神経が直接連絡する

看護ではこう学ぶ

Point
反射弓…「受容器→感覚神経→反射中枢→運動神経→効果器」という興奮伝達の経路を反射弓という。

神経の病気では、この反射に異常がみられます。反射の所見を正確にとることで神経の病気がどこにあるのかの診断につながります。

22 末梢神経系〜体性神経系と自律神経系

体性神経と自律神経

　脳・脊髄を中枢神経系、それ以外のニューロンを末梢神経系といいます。末梢神経系は、体性神経系と自律神経系に分類できます。

　体性神経系には、感覚神経と運動神経があります。感覚神経は、眼や耳などの感覚器が受け取った刺激を中枢に伝える神経です。運動神経は、中枢からの指令を筋肉などに伝え、体を動かしたりする神経です。

　自律神経系は、意識とは無関係にはたらく神経で、平滑筋や心筋、分泌腺などとつながっています。たとえば、走った時に心臓の拍動が勝手に速くなるのは、自律神経のはたらきによるものです。自律神経系には、交感神経と副交感神経があります。

　脳神経は、以下の12対の神経から成り立ちます。また、末梢神経は、解剖構造上、脳につながる脳神経と、脊髄につながる脊髄神経に分けることもできます。

【12対の末梢神経】

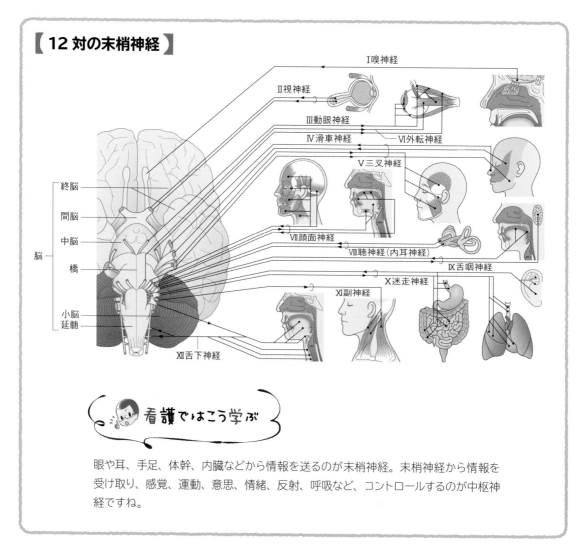

Ⅰ嗅神経
Ⅱ視神経
Ⅲ動眼神経
Ⅳ滑車神経
Ⅵ外転神経
Ⅴ三叉神経
Ⅶ顔面神経
Ⅷ聴神経(内耳神経)
Ⅸ舌咽神経
Ⅹ迷走神経
Ⅺ副神経
Ⅻ舌下神経

終脳
間脳
中脳
橋
小脳
延髄
脳

看護ではこう学ぶ

眼や耳、手足、体幹、内臓などから情報を送るのが末梢神経。末梢神経から情報を受け取り、感覚、運動、意思、情緒、反射、呼吸など、コントロールするのが中枢神経ですね。

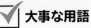

大事な用語 ▶ 末梢神経系　体性神経　自律神経　感覚神経　運動神経　交感神経
副交感神経

交感神経系と副交感神経系

　交感神経は脊髄から、副交感神経は中脳・延髄・脊髄の下の方から出ています。多くの場合、1つの器官には交感神経と副交感神経の両方がつながっています。

【 自律神経とその支配 】

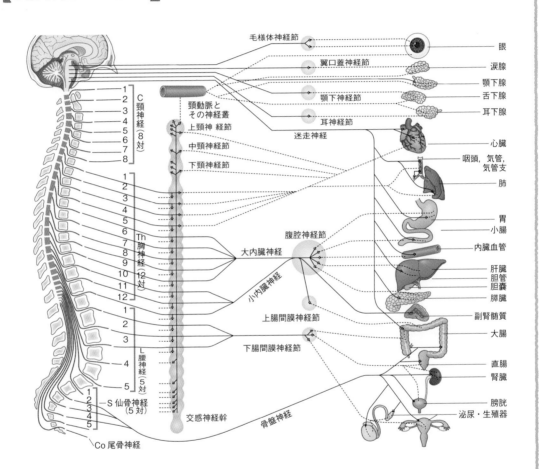

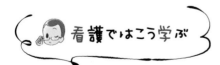

末梢神経障害は、運動神経、感覚神経、自律神経が障害を受けることにより、機能がうまくはたらかなくなることです。
どの部位がうまくはたらかないかをみれば、どの神経が障害されているのかがわかります。

23 末梢神経系〜自律神経系のはたらき

交感神経と副交感神経のはたらき

交感神経と副交感神経は、互いに反対の作用をもちます。つまり、一方がある器官の機能を促進するなら、他方は抑制するようにはたらくのです。これを拮抗作用といいます。拮抗作用により、器官は上手くコントロールされているのです。

一般的に、交感神経は活発な状態や興奮した状態のときに、副交感神経は休息時などリラックスした状態のときにはたらきます。ここで注意しておきたいのは、「活発な状態のときは、器官のはたらきが促進される」とは限らないことです。確かに、心臓では、活動的なときには心拍数があがります。しかし、胃腸では、活動的なときには蠕動運動が止まります。

拮抗作用

交感神経　　　　副交感神経

【 交感神経と副交感神経 】　　**Point**　自律神経は呼吸、循環、消化など無意識に行われているはたらきをコントロールしている。

	交感神経がはたらくと	副交感神経がはたらくと
瞳孔	散大する（光が多く入るように）	縮小する
涙腺	血管が収縮し、涙の分泌が減る	血管が拡張し、涙が増える
唾液腺	唾液が減り、喉がカラカラに渇く	唾液が増える（唾液は消化液）
胃腸の分泌腺	胃液や腸液の分泌が減る	胃液（胃酸）などの分泌が増える
胃腸の運動	動きが減り、便秘がちになる	ゴロゴロとよく動き下痢に傾く
気管の平滑筋	弛緩して気管内径が広がる	気管を締め付け気管内径が狭くなる（喘息の状態）
心臓のリズム	心拍数が増えてドキドキする	心拍数が減る
心筋の収縮	大きく収縮しタップリ血液を送る	弱い収縮となる
末梢血管	収縮し、血圧が上がる	弛緩し血圧が低下、片頭痛がする
汗腺	汗をたくさんかく	－
立毛筋	収縮し鳥肌が立つ	－
膀胱，直腸の筋肉	尿や便を溜める、便秘になる	尿、便を押し出し、下痢に傾く
膀胱，肛門括約筋	締まって、尿、便を出させない	出口が弛緩して、尿、便を出す
脳，神経	興奮する	静まって、眠くなる
神経がはたらく状況	目が覚めて活動を始めるとき、仕事をしているとき、ケンカをしているとき、試合や運動をしているとき	寝入るとき、寝ているとき、食事をするとき、のんびり休んでいるとき、排便・排尿時
神経伝達物質	アドレナリン、ノルアドレナリン	アセチルコリン

自律神経は、交感神経と副交感神経の2つがあり、これらは互いに拮抗したはたらきをしています。交感神経は生きていくためにエネルギーを消費するものに対してはたらき、副交感神経は、活動をするためにエネルギーを蓄えることにはたらきます。

獲物を狩るときに、お腹がゴロゴロしたら困るもんね〜。

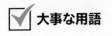
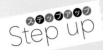

脳神経系のまとめ

　神経系は、身体の隅々まではり巡らされており、情報の伝達を通じて生命の維持に重要な役割を果たしています。看護・医療を学んでいくうえでもとても大事なところなのですが、覚えることも多くて混乱してしまいますね。ここで、脳神経系の知識を整理しておきましょう！

　神経は、血管のような管ではなく、神経細胞から伸びる神経線維が情報の伝達を担います。

　神経系の中心は、「中枢神経系」とよばれる頭蓋と脊椎管という骨に保護された脳と脊髄の神経をいうのでしたね。それ以外の神経系は「末梢神経系」とよび、主に脊髄から出ていて、皮膚や筋肉や内臓など身体のあらゆる部分を支配しています。

中枢神経系

　中枢神経系は、大脳、間脳（視床および視床下部と下垂体）、中脳、小脳、橋、延髄、頸髄、胸髄、腰髄、仙髄、尾髄よりなりたちます。

末梢神経系

　末梢神経系には、「体性神経系」と「自律神経系」があります。

　体性神経系には、脊髄から筋肉に通じその運動をつかさどる「運動神経」と、脊髄から皮膚などに通じその感覚を脊髄に伝える「感覚神経」があります。

　自律神経系とは脊髄から内臓にいく（分布する）神経系をいいます。さらにこの自律神経系は中枢からの神経情報を伝える神経線維のはたらきで、「交感神経」と「副交感神経」に分かれます。

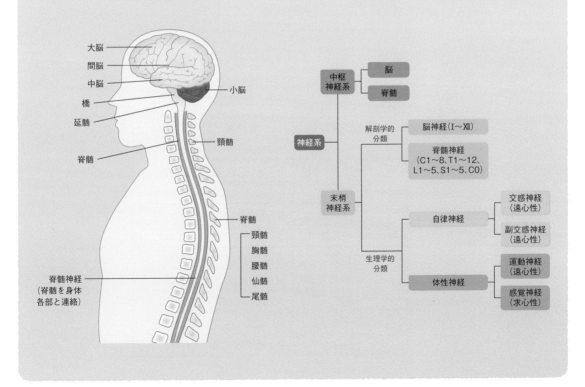

24 感覚器と刺激

感覚器と効果器

　人間は眼・耳・鼻などで刺激を受け取り、それに対してさまざまな反応を示します。眼や耳など刺激を受け取る器官を感覚器(受容器)、筋肉など刺激によって反応する部位を効果器(作動体)といいます。感覚器で受け取られた刺激は、神経を介して、効果器に伝えられます。

　受容器が受け取ることのできる刺激を適刺激といい、受容器によって異なります。たとえば、眼の網膜なら光、耳のうずまき管なら音波です。

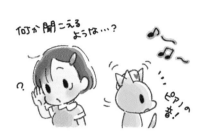

【 刺激の受容と反応 】

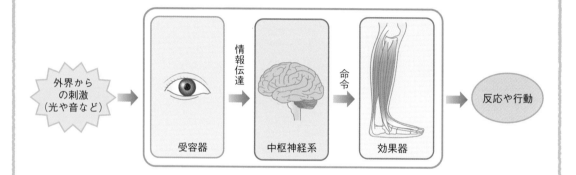

外界からの刺激(光や音など) → 受容器 → 情報伝達 → 中枢神経系 → 命令 → 効果器 → 反応や行動

【 適刺激の一覧 】

受容器		適刺激	感覚
眼	網膜	光 (可視光)	視覚
耳	コルチ器官	音 (可聴音)	聴覚
	前庭	体の傾き	平衡感覚
	半規管	体の回転	
鼻	嗅上皮	空気中の化学物質	嗅覚
舌	味蕾	液体中の化学物質	味覚
皮膚	接点(圧点)	接触による圧力	圧覚
	痛点	強い圧力・熱など	痛覚
	温点	高い温度	温覚
	冷点	低い温度	冷覚

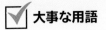
感覚受容器

　感覚は、生体内の変化あるいは生体に対する刺激に反応し、恒常性（ホメオスタシス）を保つのに必要な機能です。その変化や刺激を感知するのが「感覚受容器」といわれるものです。

感覚の分類

感覚の種類	特徴	感覚名	感覚受容器
特殊感覚 special sensation	受容器が特定部位に限局する感覚	視覚	網膜の視細胞
		聴覚	外耳、中耳、内耳
		平衡覚	内耳
		嗅覚	鼻粘膜
		味覚	味蕾
体性感覚 somatic sensation	受容器が体全体に分布する感覚	皮膚感覚	皮膚
		筋感覚	筋紡錘、腱器官
内臓感覚 visceral sensation	受容器が内蔵にある感覚	内臓痛覚	内臓
		臓器感覚	内臓、化学受容器

　感覚も高齢になると鈍くなり、あらゆる感覚の閾値（感知できる最小の刺激）が上がります。たとえば、視覚は40歳代を超えると水晶体の弾力が失われて遠近調節ができにくくなり、いわゆる老眼になります。これが感覚器の閾値が上がったということです。

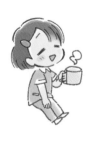
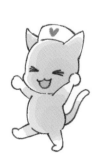
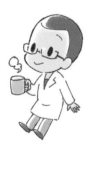

25 眼のつくりと視覚

眼の構造

　眼は光を受け取る器官です。人間の眼は球形で、直径はおよそ25mmです。光が眼に入ると、角膜・水晶体で屈折し、網膜上に結像します。網膜には錐体細胞と桿体細胞という視細胞があり、光刺激はこれらの視細胞で受け取られます。錐体細胞は主に明るい場所ではたらき、色の区別に関わります。桿体細胞は感度が高く、薄暗い場所でもよくはたらきます。

　光刺激により、視細胞には電気的な変化である興奮が発生します。興奮は視神経から大脳に伝わって処理され、視覚が生じます。

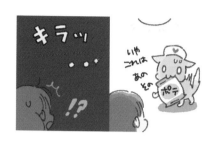

【 ヒトの眼の構造 】

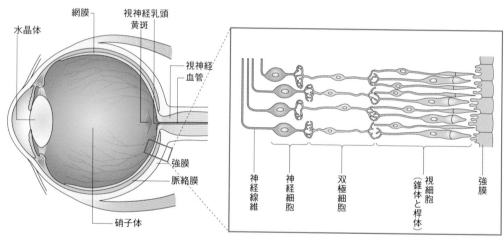

水晶体／網膜／視神経乳頭／黄斑／視神経／血管／強膜／脈絡膜／硝子体

神経線維／神経細胞／双極細胞／視細胞（錐体と桿体）／強膜

▶Point

ガラス体は、ゼリー状のコラーゲンからできている組織。眼球の形を維持している。

瞳の色というのは、虹彩の色のことだよ。色は遺伝によって決まるよ。

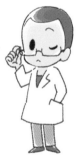

近視の人は、網膜の手前で結像するから、モノがボンヤリ見えてしまうんだよ。

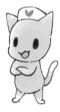

看護ではこう学ぶ

　視神経から入った光は、片眼から入った光でも視交叉をとおして両側の動眼神経に刺激を伝えます。そのため、正常であれば片眼だけに光を当てても対光反射は両眼に起こります（p.057を参照）。

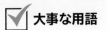
黄斑と盲斑

　錐体細胞は網膜の中心部に多く分布しています。とくにたくさん錐体細胞がある部分が黄斑です。視神経の線維が集まり、眼球から出ている部分は盲斑といいます。盲斑には視細胞は分布していません。そのため、盲斑に結像しても何も見えません。

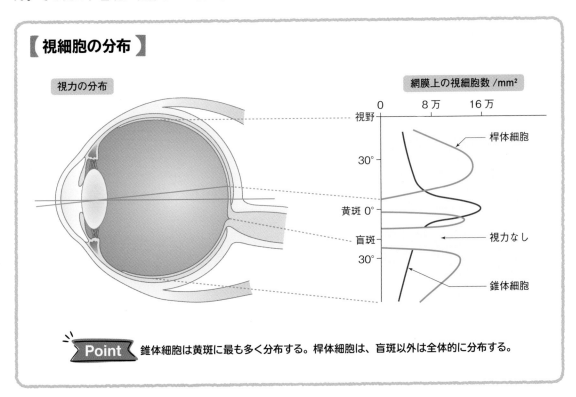

【 **視細胞の分布** 】

視力の分布

網膜上の視細胞数 /mm²

視野　30°　黄斑 0°　盲斑　30°

桿体細胞

視力なし

錐体細胞

Point 錐体細胞は黄斑に最も多く分布する。桿体細胞は、盲斑以外は全体的に分布する。

Step up **眼球運動障害**

　眼球を動かす筋肉を「外眼筋（内側直筋、外側直筋、上直筋、下直筋の4つの直筋と、上斜筋、下斜筋の2つの斜筋）」といい、この外眼筋を支配する脳神経や脳幹、大脳のいずれかに障害があるときにも眼球の運動障害は起こりえます。

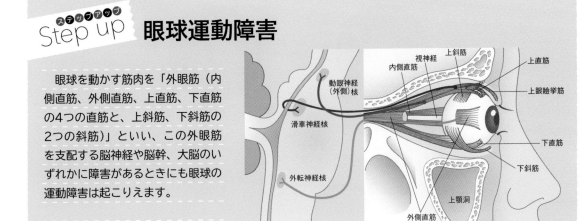

視神経　上斜筋　上直筋　上眼瞼挙筋　下直筋　下斜筋　上顎洞　外側直筋　動眼神経（外側）核　内側直筋　滑車神経核　外転神経核

26 明暗調節と明順応・暗順応

瞳孔のしくみ

眼は、明るいところでは瞳孔を小さくし、光が入り過ぎないようにしています。一方、暗いところでは瞳孔を大きく広げ、光をたくさん取り込もうとします。瞳孔の大きさを調節しているのが虹彩です。虹彩にある2つの筋肉（平滑筋）によって瞳孔は調節されています。

暗いところから明るいところに行くと、まぶしくてものが見えません。しかし、しばらくすると、見えるようになります。これを明順応といいます。また、明るいところから暗いところに行った場合も、最初はものがよく見えません。しかし、同様にしばらくすると、ものが見えるようになります。これを暗順応といいます。明暗に「目が慣れて」ものが見えるようになるのは、視細胞の感度の変化によるものです。

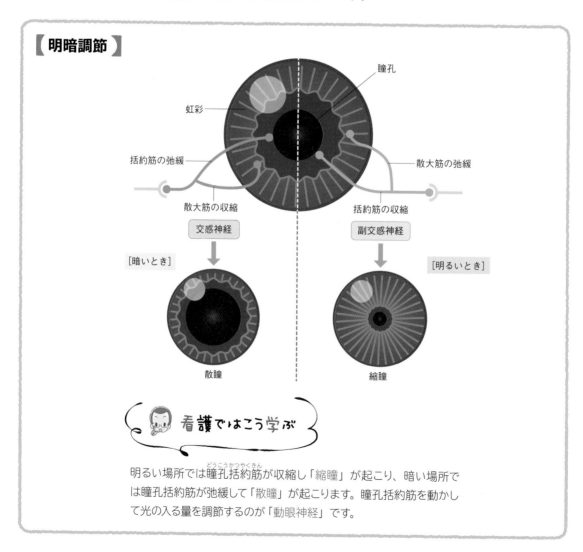

【明暗調節】

瞳孔

虹彩

括約筋の弛緩

散大筋の弛緩

散大筋の収縮

括約筋の収縮

交感神経

副交感神経

［暗いとき］

［明るいとき］

散瞳

縮瞳

看護ではこう学ぶ

明るい場所では瞳孔括約筋が収縮し「縮瞳」が起こり、暗い場所では瞳孔括約筋が弛緩して「散瞳」が起こります。瞳孔括約筋を動かして光の入る量を調節するのが「動眼神経」です。

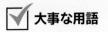

大事な用語

▶虹彩　明順応　暗順応　縮瞳　散瞳　対光反射　視神経　動眼神経

対光反射

　正常な瞳孔の大きさは3〜4mmです。これよりも瞳孔が小さかったら「縮瞳（しゅくどう）」、大きければ「散瞳（さんどう）」といいます。縮瞳が起こるのは明るい場所で、瞳孔を小さくして入ってくる光の量を少なくするためであり、逆に散瞳が起こるのは暗い場所で、瞳孔からたくさんの光を取り入れるためです。

　このことを「対光反射（たいこうはんしゃ）」といいます。この対光反射にかかわるのは、視神経（ししんけい）と動眼神経（どうがんしんけい）です。光を認識して刺激を伝えるのが「視神経」で、光の刺激を伝え、虹彩を伸ばしたり縮めたりするのが「動眼神経」です。

　これらの神経が正常にはたらいているかどうかを確認するために、ペンライトを使って対光反射を確認します。

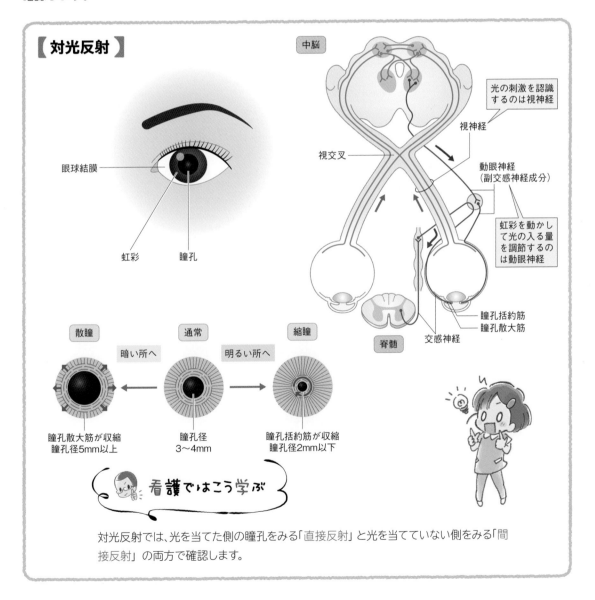

【対光反射】

眼球結膜　虹彩　瞳孔

中脳

光の刺激を認識するのは視神経

視神経

視交叉

動眼神経（副交感神経成分）

虹彩を動かして光の入る量を調節するのは動眼神経

瞳孔括約筋
瞳孔散大筋

交感神経

脊髄

散瞳　暗い所へ　通常　明るい所へ　縮瞳

瞳孔散大筋が収縮
瞳孔径5mm以上

瞳孔径
3〜4mm

瞳孔括約筋が収縮
瞳孔径2mm以下

看護ではこう学ぶ

対光反射では、光を当てた側の瞳孔をみる「直接反射」と光を当てていない側をみる「間接反射」の両方で確認します。

27 遠近調節

✓ **大事な用語** ▶ 水晶体　チン小帯　毛様体

眼の遠近調節

　眼は、水晶体の厚さを変化させることで、近くにも遠くにもピントを合わせることができます。水晶体は、近くを見るときは分厚くなり、遠くを見るときは薄くなります。

　水晶体は、チン小帯を介して毛様体とつながっています。毛様体には、毛様筋という筋肉があります。この毛様筋が縮んだり緩んだりすることで、水晶体の厚さが変化します。

　毛様筋とチン小帯は、連動してはたらきます。近くを見るときは、毛様筋が縮み、チン小帯は緩みます。すると水晶体は、自らの弾性（もとに戻ろうとする力）によって分厚くなります。逆に、遠くを見るときは、毛様筋が緩み、チン小帯は引っ張られます。すると、水晶体も引っ張られるため、薄くなります。

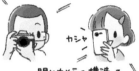

遠近調節はカメラの「ピントを合わせる」と同じだ

カシャ

眼とカメラの構造って似てるんだ！

【遠近調節の図】

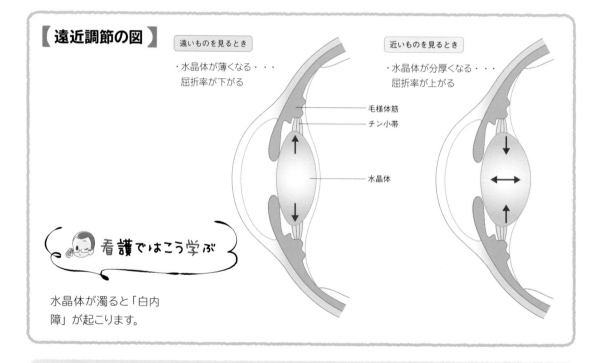

遠いものを見るとき
・水晶体が薄くなる・・・
屈折率が下がる

近いものを見るとき
・水晶体が分厚くなる・・・
屈折率が上がる

毛様体筋
チン小帯
水晶体

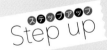
看護ではこう学ぶ

水晶体が濁ると「白内障」が起こります。

Step up　白内障

　白内障の手術は約3mm切開し、そこから超音波で振動する吸引管を挿入し、水晶体を吸い出し、残した薄い膜の中に眼内レンズを挿入する方法が主に行われています。

　白内障などの視力障害のある患者さんは転倒リスクも高く、また術後に無意識に目をこするなどしてしまい、術後合併症を引き起こす可能性もあります。看護師の管理や指導がとても重要になります。

28 耳のつくり

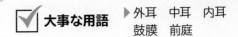

✓	大事な用語	▶外耳　中耳　内耳 鼓膜　前庭

耳の構造

　耳は空気の振動である音波を受け取る器官です。音波は外耳→中耳→内耳へと巧妙に伝えられ、最終的には聴覚を生じさせます。まずは、耳のつくりを見ていきましょう。

　外耳は耳殻と外耳道からなります。耳殻とは、私たちが「耳」と普段何気なくよんでいる部分です。外耳道の奥には鼓膜があります。

　中耳には耳小骨があります。耳小骨は、ツチ骨・キヌタ骨・アブミ骨という3つの骨からできています。また、エウスタキオ管はのどへとつながっています。

　内耳には、カタツムリのような形をしたうずまき管と、3本のループからなる半規管があります。これらの間には前庭という部分があります。

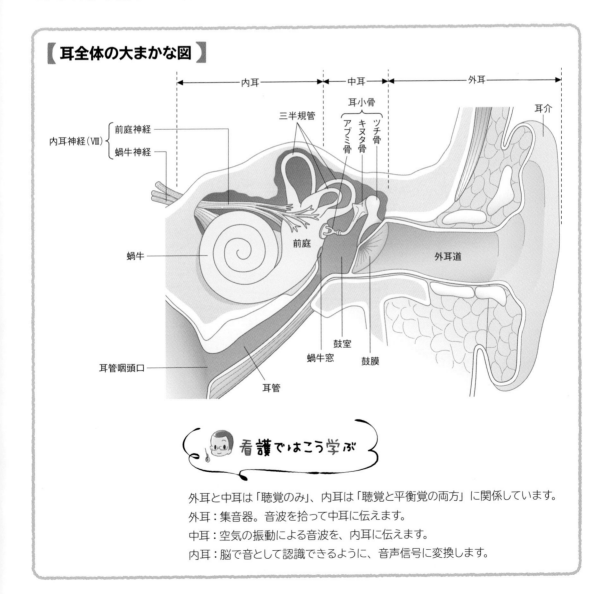

【耳全体の大まかな図】

看護ではこう学ぶ

外耳と中耳は「聴覚のみ」、内耳は「聴覚と平衡覚の両方」に関係しています。
外耳：集音器。音波を拾って中耳に伝えます。
中耳：空気の振動による音波を、内耳に伝えます。
内耳：脳で音として認識できるように、音声信号に変換します。

29 聴覚のしくみ

音の伝わり方

　音波が耳から入り、音として認識されるまでの流れをみてみましょう。

　音波は、外耳道を通り鼓膜を振動させます。鼓膜の振動は耳小骨で増幅され、うずまき管（蝸牛）へ伝わります。うずまき管内部にはリンパ液が入っていて、リンパ液はうずまき管の基底膜に振動を伝えます。

　基底膜の上には、コルチ器という構造体があります。コルチ器には、感覚毛をもつ聴細胞があります。基底膜の振動は感覚毛を変形させ、聴細胞を興奮させます。興奮は聴神経から大脳に伝わって処理され、聴覚が生じます。

【 うずまき管（蝸牛）の断面図と聴覚の伝導路 】

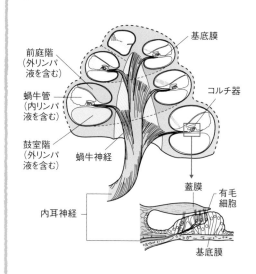

基底膜
前庭階（外リンパ液を含む）
蝸牛管（内リンパ液を含む）
鼓室階（外リンパ液を含む）
蝸牛神経
コルチ器
内耳神経
蓋膜
有毛細胞
基底膜

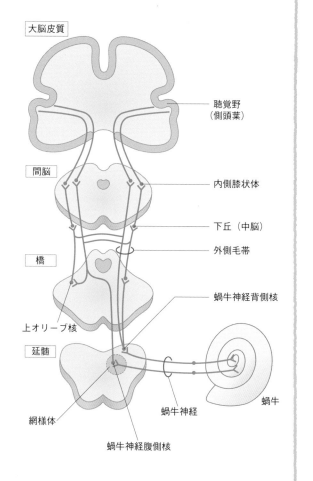

大脳皮質
聴覚野（側頭葉）
間脳
内側膝状体
下丘（中脳）
外側毛帯
橋
蝸牛神経背側核
上オリーブ核
延髄
蝸牛神経
蝸牛
網様体
蝸牛神経腹側核

【 音の伝わり方 】

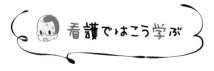

外耳道→鼓膜→耳小骨→うずまき管（蝸牛）→基底膜→コルチ器→聴細胞→聴神経→大脳

看護ではこう学ぶ

音が伝わる経路に1か所でも障害があれば、難聴となります。

音の高低の識別

　高音はうずまき管の根元（基部）に近い基底膜を、低音は上の方（頂部）の基底膜を振動させます。振動する基底膜の位置が異なるため、興奮する聴細胞の位置も当然異なります。その位置の違いは聴神経を介して大脳に伝わり、音の高低が識別されます。

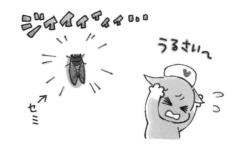

【 **基底膜で音の高低を識別するしくみの振動様式** 】

高音

蝸牛窓

蝸牛孔

低音

*うずまき管（蝸牛）を仮に引き伸ばしたときの模式図

基部　　　　　　　　　　　　　頂部

Point

基底膜の振動は基部から頂部に向かう。高音では基部に近い場所の基底膜を大きく振動させ、低音では頂部に近い場所の基底膜が大きく振動する。

Step up　難聴の分類

老人性難聴は高音域が障害されます。少し大きめの声でゆっくり、ハッキリと話すのが重要です！

伝音性難聴	外耳、中耳の障害による難聴 空気振動が十分に伝わらない状態。耳垢が詰まっている・中耳の炎症・耳小骨の異常などで起こります。小さな音が聞こえにくいだけで、言葉の明瞭さにはあまり影響はありません。
感音性難聴	内耳、聴神経、脳の障害による難聴 音が聞こえにくいほか、音が歪んだり、響いたり、言葉がはっきり聞こえない状態です。突発性難聴、メニエール病、騒音性難聴、老人性難聴、聴神経腫瘍などで起こります。

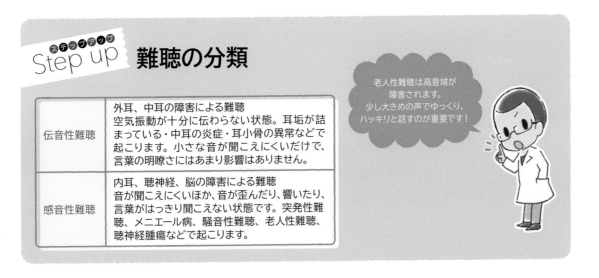

30 平衡覚

耳の平衡受容器

　耳は聴覚器であると同時に、体の傾きや回転方向を受容する平衡受容器(へいこうじゅようき)でもあります。内耳の前庭は傾きを、半規管は回転を認識します。

　前庭には、感覚毛をもつ感覚細胞が集まっている部分があります。感覚毛の上には平衡石(へいこうせき)(耳石(じせき))が乗っています。体が動くと平衡石が動いて感覚毛が曲がり、体勢や傾きが認識されます。

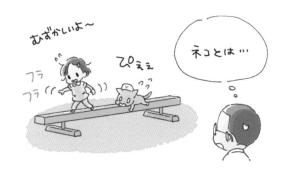

むずかしいよ〜

ぴぇぇ

ネコとは …

【 傾きが起こる図 】

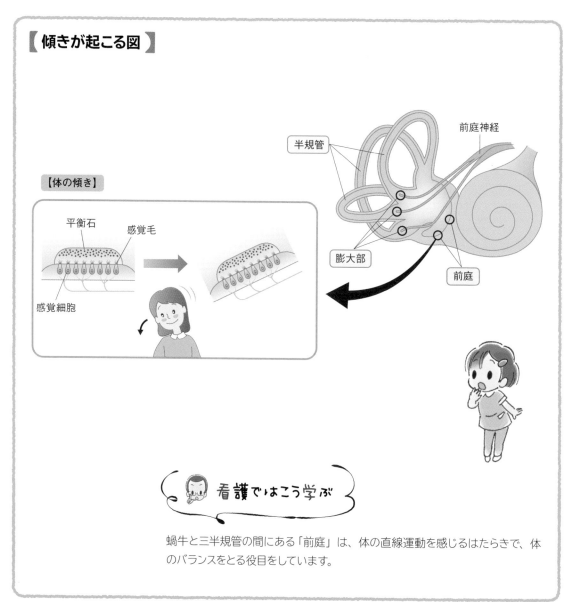

【体の傾き】

平衡石　　感覚毛

感覚細胞

半規管

前庭神経

膨大部

前庭

看護ではこう学ぶ

蝸牛と三半規管の間にある「前庭」は、体の直線運動を感じるはたらきで、体のバランスをとる役目をしています。

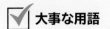

大事な用語

▶平衡受容器　平衡石　耳石　半規管　感覚毛　感覚細胞

半規管

　半規管にはループ状の管が3本あります。それぞれの根元には膨らんだ部分があり、その内部に感覚毛(かくもう)をもつ感覚細胞(かんかくさいぼう)が集まっています。感覚毛はゼラチン状物質に包まれていて、体が回転するとリンパ液はゼラチン状物質を動かします。すると感覚毛が曲がり、回転の方向が認識されます。

【 **回転が起こる図** 】

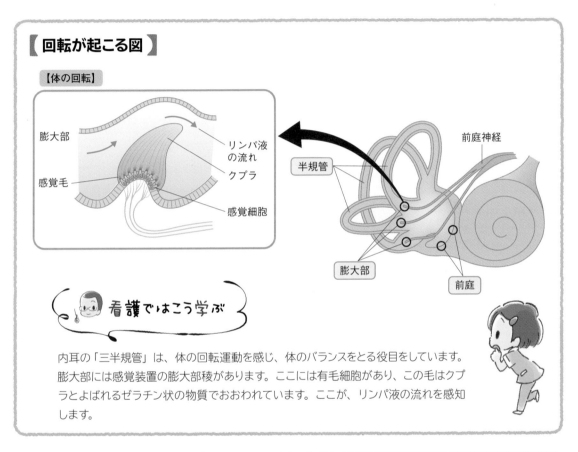

【体の回転】

膨大部　感覚毛　リンパ液の流れ　クプラ　感覚細胞

半規管　膨大部　前庭　前庭神経

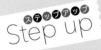

看護ではこう学ぶ

　内耳の「三半規管」は、体の回転運動を感じ、体のバランスをとる役目をしています。膨大部には感覚装置の膨大部稜があります。ここには有毛細胞があり、この毛はクプラとよばれるゼラチン状の物質でおおわれています。ここが、リンパ液の流れを感知します。

ステップアップ Step up　良性発作性頭位めまい症

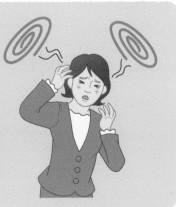

　良性発作性頭位めまい症とは、頭を動かしたときや一定の頭位をとったときに、目が回るなどといった強いめまいが生じ、それに伴う吐気・嘔吐が特徴の耳の疾患です。良性発作性頭位めまい症は、安静を保つことが第一です。音や光、振動はめまいや耳鳴りを増強します。照明を抑えた静かな場所で、安楽な姿勢で心身の安静を図れるように環境を整えます。

31 その他の感覚（味覚・嗅覚・皮膚感覚）

味覚と嗅覚

　ヒトは光や音波のほか、化学物質も受容します。味覚や嗅覚は化学物質によって起こる感覚です。

　舌の味蕾には、感覚細胞である味細胞があります。味細胞は、水などに溶けた化学物質を受け取り、興奮します。興奮は味神経を介して大脳に伝わり、味覚が生じます。

　頭の骨には、鼻腔という大きな空洞があり、鼻の孔を通って外気が入り込んできます。鼻腔の奥にある嗅上皮に、感覚細胞である嗅細胞があります。嗅細胞は空気中の化学物質を受け取り、興奮します。興奮は嗅神経を介して大脳に伝わり、嗅覚が生じます。

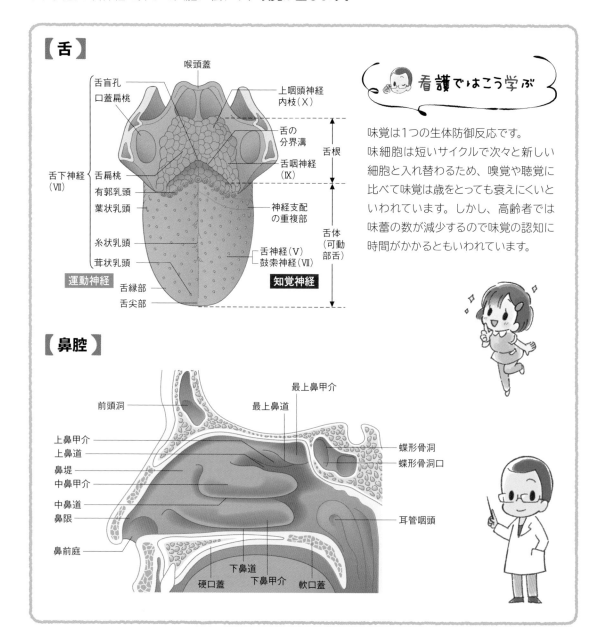

【舌】

喉頭蓋
舌盲孔
口蓋扁桃
上咽頭神経内枝（X）
舌の分界溝
舌根
舌咽神経（IX）
舌下神経（VII）
舌扁桃
有郭乳頭
葉状乳頭
神経支配の重複部
糸状乳頭
茸状乳頭
舌神経（V）
鼓索神経（VII）
舌体（可動部舌）
運動神経
舌縁部
舌尖部
知覚神経

看護ではこう学ぶ

味覚は1つの生体防御反応です。
味細胞は短いサイクルで次々と新しい細胞と入れ替わるため、嗅覚や聴覚に比べて味覚は歳をとっても衰えにくいといわれています。しかし、高齢者では味蕾の数が減少するので味覚の認知に時間がかかるともいわれています。

【鼻腔】

前頭洞
最上鼻甲介
最上鼻道
上鼻甲介
上鼻道
鼻堤
中鼻甲介
中鼻道
鼻限
鼻前庭
蝶形骨洞
蝶形骨洞口
耳管咽頭
硬口蓋
下鼻道
下鼻甲介
軟口蓋

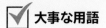
皮膚感覚

皮膚には受容器である感覚点が分布しており、皮膚感覚に関わっています。感覚点には、温点・冷点・圧点・痛点があります。どの感覚点が多く分布しているかは、体の部位によって異なっています。

【 **皮膚の断面** 】

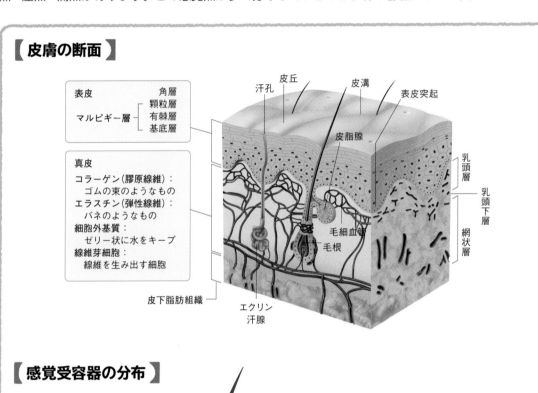

表皮
　　　　　角層
　　　　　顆粒層
マルピギー層　有棘層
　　　　　基底層

真皮
コラーゲン（膠原線維）：
　　ゴムの束のようなもの
エラスチン（弾性線維）：
　　バネのようなもの
細胞外基質：
　　ゼリー状に水をキープ
線維芽細胞：
　　線維を生み出す細胞

皮下脂肪組織

汗孔　皮丘　皮溝　表皮突起
皮脂腺
乳頭層
乳頭下層
網状層
毛細血管
毛根
エクリン汗腺

【 **感覚受容器の分布** 】

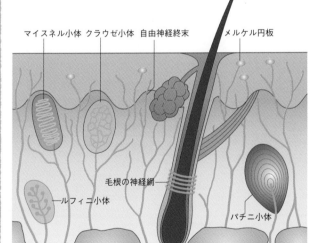

マイスネル小体　クラウゼ小体　自由神経終末　メルケル円板

毛根の神経網
ルフィニ小体
パチニ小体

受容器	感覚	感覚点数 （全身）
ルフィニ小体	温覚	約3万個
クラウゼ小体	冷覚	約50万個
自由神経終末	温覚・冷覚・痛覚など	約200万個
パチニ小体	圧覚	約50万個
メルケル盤	触覚	約50万個
マイスナー小体		約50万個

32 内分泌腺とホルモン

ホルモンによる調節

　体の内部の環境を保とうとする性質を、恒常性（ホメオスタシス）といいましたね。恒常性は、腎臓や肝臓など、さまざまな器官によって維持されています。しかし、それぞれの器官がバラバラにはたらいていたのでは、うまくいきません。全身の器官が協調してはたらく必要があるのです。その調節をしているのが、ホルモンと神経です。ここでは、ホルモンによる調節を紹介しましょう。

　ホルモンは内分泌腺でつくられる物質で、特定の器官のはたらきを調節します。ホルモンの作用のしかたは、神経とは違います。ホルモンをつくる内分泌腺と、はたらきを調節したい器官は、直接つながっているわけではありません。ホルモンは内分泌腺から血液中に放出され、血流にのって器官に届けられるのです。たとえば、バソプレシンは、体液中の水分量が低下すると、それを感知した間脳の視床下部の命令により、脳下垂体後葉から血液中に放出されます。バソプレシンは血液にのって運ばれ、腎臓に届き、水分の再吸収を促進します。

【 さまざまな内分泌腺 】

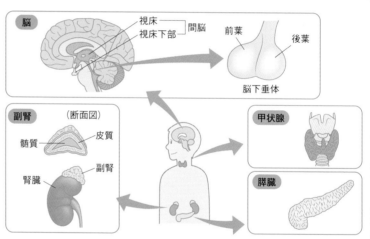

内分泌腺		ホルモン名	作用
視床下部		放出ホルモン 放出抑制ホルモン	脳下垂体前葉ホルモンの分泌促進と抑制
脳下垂体前葉		成長ホルモン	血糖濃度を上げる　全身の成長促進
		甲状腺刺激ホルモン	甲状腺ホルモンを分泌させる
		副腎皮質刺激ホルモン	副腎皮質機能を促進する
脳下垂体後葉		バソプレシン（抗利尿ホルモン）	腎臓での水の再吸収促進
甲状腺		チロキシン	代謝促進
副腎皮質		糖質コルチコイド（例：コルチゾール）	血糖濃度を上げる
副腎髄質		アドレナリン	血糖濃度を上げる
膵臓 （ランゲルハンス島）	A 細胞	グルカゴン	血糖濃度を上げる
	B 細胞	インスリン	血糖濃度を下げる

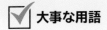
ホルモンの作用と標的器官

　ホルモンは血液中に分泌されて、ゆっくりと持続的に器官にはたらきかけます。バソプレシンに対する腎臓のように、あるホルモンが作用する器官を標的器官といいます。標的器官には、特定のホルモンだけを受け取る受容体をもった標的細胞があり、ホルモンが受容体にくっつくことで作用します。

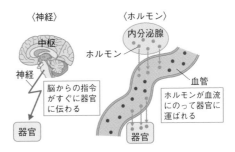

神経は脳からの指令が迅速に器官に伝わる。一方ホルモンは、血液によって運ばれるため、効果の速度が遅い。

【標的細胞】

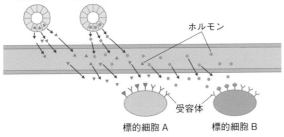

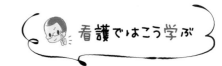

ホルモンは、標的器官に行き着くまでには時間がかかりますが、標的器官まで運ばれると、長時間にわたり、作用を発揮します。

Step up　ホルモンの主なしごと

◆体内環境の恒常性維持
・神経系や免疫系と同じように、恒常性の維持（ホメオスタシス）に大事な役割を果たしています（例：血圧調整作用をもつホルモン）
◆成長と発育の調節
・年齢に合わせて成長・発育を促します（例：成長ホルモン）
◆性の分化・生殖
・生殖器系の成長・発達や女性性周期、妊娠、出産のしくみに関わります（性腺分泌ホルモン）
◆エネルギー代謝
・血糖濃度の調整などをします（血糖濃度の上昇・低下作用をもつホルモン）

33 視床下部とホルモン

脳下垂体のしくみ

　ホルモンは各分泌腺から分泌されていますが、分泌量を調整するなど、その中心的な役割をしているのが、間脳の視床下部と、その下にある脳下垂体です。脳下垂体の前部分を前葉、後ろ部分を後葉とよびます。

　視床下部にはホルモンを分泌する神経分泌細胞があり、脳下垂体の前葉と後葉までのびています。神経分泌細胞からは、放出ホルモンと放出抑制ホルモンが分泌されます。放出ホルモンは脳下垂体前葉でつくられるホルモンの放出を促し、逆に、放出抑制ホルモンは放出を抑制します。

【 脳下垂体前葉 】

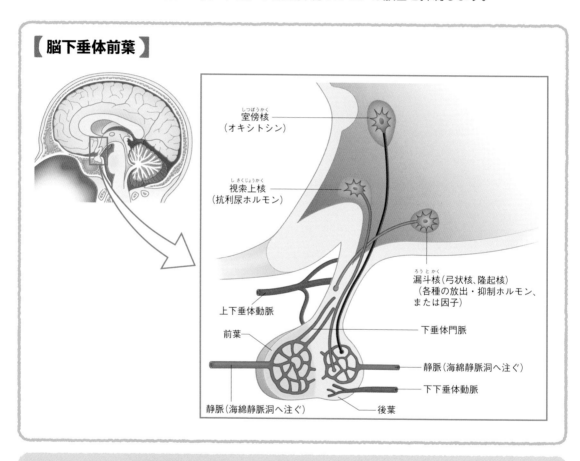

室傍核
（オキシトシン）

視索上核
（抗利尿ホルモン）

漏斗核（弓状核、隆起核）
（各種の放出・抑制ホルモン、
　または因子）

上下垂体動脈

前葉

下垂体門脈

静脈（海綿静脈洞へ注ぐ）

下下垂体動脈

静脈（海綿静脈洞へ注ぐ）

後葉

Step up 成長ホルモンの異常

　成長ホルモンの分泌過剰が骨端線が閉鎖する思春期以前に始まった場合を「下垂体巨人症」といいます。この病気の人は高身長を示します。

　思春期以降に分泌過剰が始まった場合は「先端巨人症」といい、前額部、下顎が突出し、鼻、口唇が肥大する顔貌変化がみられます。加えて声帯肥大による嗄声や手足の肥大もみられます。

甲状腺ホルモンと副腎皮質ホルモン

　前葉から分泌される甲状腺刺激ホルモンは甲状腺において甲状腺ホルモンの分泌を促します。また同じく前葉から分泌される副腎皮質刺激ホルモンは、副腎において副腎皮質ホルモンの分泌を促します。

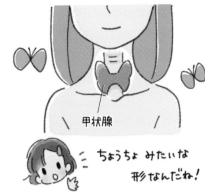

甲状腺

ちょうちょ みたいな 形なんだね！

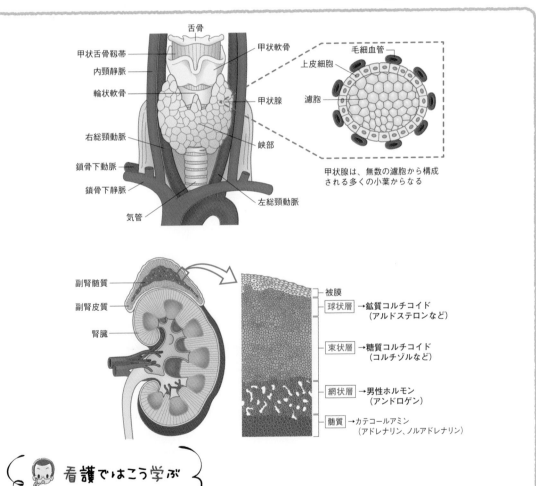

甲状腺は、無数の濾胞から構成される多くの小葉からなる

看護ではこう学ぶ

甲状腺ホルモンの分泌亢進（甲状腺の機能が亢進）で起こる疾患は「バセドウ病」。発汗過多や体重減少、頻脈、眼球突出がみられます。甲状腺ホルモンの分泌低下（甲状腺の機能が低下）で起こる疾患は「クレチン症」「橋本病（慢性甲状腺炎）」などがあります。発汗の減少、食欲低下、体重増加などがみられます。

34 膵臓とホルモン

インスリンの分泌とはたらき（血糖上昇）

　ホルモンは、神経と協調してはたらく場合も多くあります。血糖濃度を例に紹介しましょう。

　血糖濃度（血液中のグルコース濃度）は0.1％前後に調節されています。しかし、食事によって糖が体内に取り込まれると血糖濃度は上昇します。血糖濃度が高いことを感知した間脳の視床下部は、副交感神経を通じて膵臓のランゲルハンス島に信号を出し、インスリンの分泌を促します。また、膵臓自体も、高い血糖濃度を感知してインスリンを分泌します。インスリンには血糖濃度を下げるはたらきがあります。インスリンにより、血糖濃度は通常の濃度にもどります。

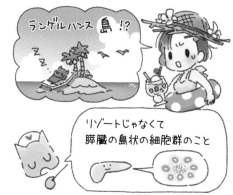

ランゲルハンス島！？

リゾートじゃなくて膵臓の島状の細胞群のこと

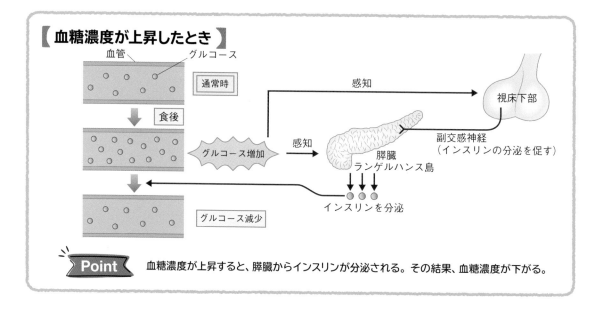

【 血糖濃度が上昇したとき 】

血管　　グルコース

通常時

食後

グルコース増加

感知

膵臓
ランゲルハンス島

感知　　　視床下部

副交感神経
（インスリンの分泌を促す）

インスリンを分泌

グルコース減少

Point　血糖濃度が上昇すると、膵臓からインスリンが分泌される。その結果、血糖濃度が下がる。

Step up　1型糖尿病と2型糖尿病

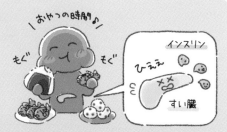

おやつの時間♪

インスリン

ひえぇ

すい臓

　インスリンの分泌や作用に異常があって、血糖濃度が高いままになり、グルコースが尿中に排出されてしまうのが糖尿病です。血糖濃度が高すぎると、毛細血管が破壊され、全身の器官が正常にはたらかなくなってしまいます。糖尿病には「1型」と「2型」があります。

　「1型」はインスリンの分泌不全によりインスリンが欠乏することが原因で、多飲・多尿が特徴です。

　「2型」はインスリン受容体の減少により、インスリンが作用しなくなることが原因で、易疲労感が特徴です。いずれも、グルコースを細胞内に取り込めないため、高血糖状態が持続します。

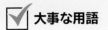
インスリンの分泌とはたらき（血糖低下）

　血糖濃度は、激しい運動でグルコースが多量に消費されて低下することもあります。そのときは、血糖濃度を上げる必要があります。血糖濃度が低いことを感知した視床下部は、交感神経を通じて膵臓のランゲルハンス島と副腎髄質にはたらきかけ、グルカゴンとアドレナリンの分泌を促します。また、膵臓自体も、低い血糖濃度を感知してグルカゴンを分泌します。グルカゴンとアドレナリンには血糖濃度を上げるはたらきがあり、低下した血糖濃度を正常に戻します。

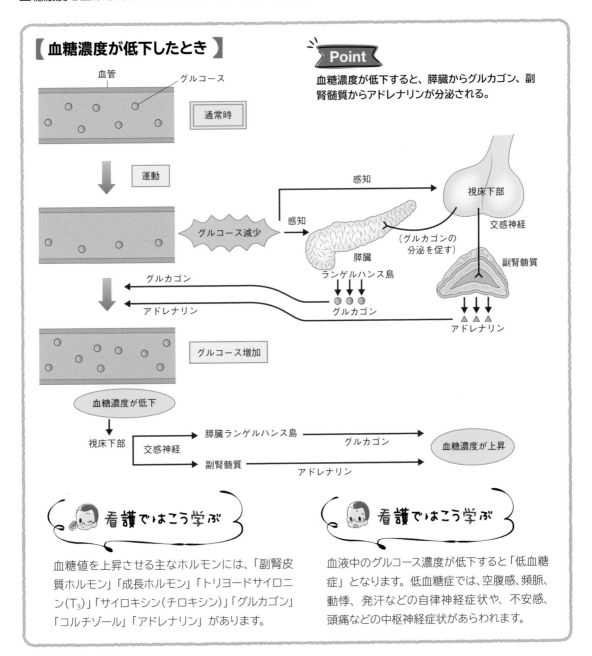

【 血糖濃度が低下したとき 】

Point
血糖濃度が低下すると、膵臓からグルカゴン、副腎髄質からアドレナリンが分泌される。

看護ではこう学ぶ

血糖値を上昇させる主なホルモンには、「副腎皮質ホルモン」「成長ホルモン」「トリヨードサイロニン（T_3）」「サイロキシン（チロキシン）」「グルカゴン」「コルチゾール」「アドレナリン」があります。

看護ではこう学ぶ

血液中のグルコース濃度が低下すると「低血糖症」となります。低血糖症では、空腹感、頻脈、動悸、発汗などの自律神経症状や、不安感、頭痛などの中枢神経症状があらわれます。

35 体液（血液・組織液・リンパ液）のはたらき

血液・組織液・リンパ液

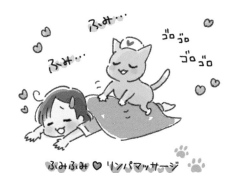

　体液には、血管を流れる血液のほかに、細胞の間を満たす組織液や、リンパ管内を流れるリンパ液があります。血液は液体成分である血漿の中に、赤血球、白血球、血小板を含んでいます。血液は、細胞の呼吸に必要な酸素や栄養分を運搬するだけでなく、細胞から排出される二酸化炭素や老廃物も運搬します。

　組織液は、血漿が毛細血管からしみ出したものです。

　リンパ液は、組織液の一部がリンパ管内に入ったもので、白血球の一種であるリンパ球を含んでいます。リンパ球は、免疫で重要な役割を果たします。

【 血管・リンパ管と組織 】

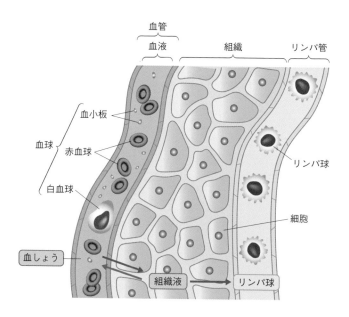

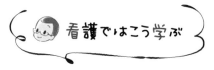

Point

ヒトの体液は、血液、組織液、リンパ液に分類できる。

看護ではこう学ぶ

リンパ系は体の重要な生体防御システムを担います。リンパ管には過剰な組織液を回収し、血液に戻す役割があります。

血液の成分とはたらき

　血液は、血漿と血球からできています。血漿は液体で、グルコースや無機塩類などが溶け込んでいます。一方、血球には赤血球、白血球、血小板があります。それぞれの主なはたらきをあげると、赤血球は酸素の運搬、白血球は免疫作用、血小板は血液凝固です。

　血球は造血幹細胞が分化することでつくられます。造血幹細胞は骨の中にある骨髄でうまれ、赤血球、白血球、血小板に分化します。造血ができる骨髄は赤色骨髄とよばれ、大人では頭蓋骨、骨盤、胸骨、肋骨、上腕骨、大腿骨に存在します。

【血液の成分】

赤血球	【性状】成人では血液 1μl に男性で約 500 万個、女性で約 450 万個、幼児で約 690 万個。寿命は、骨髄でつくられて脾臓で壊されるまでの約 120 日間です。 【はたらき】赤血球の中にあるヘモグロビンは、肺で酸素を取り込み、体の各部へ運搬します。
白血球	【性状】成人では血液 1μl に平均 7,500 個。顆粒球、単球およびリンパ球からなります。顆粒球と単球は骨髄で、リンパ球は主としてリンパ組織で産生されます。 【はたらき】顆粒球は細菌などの異物侵入時、食作用によりこれを捕らえ、消化・殺菌・溶解させるなど生体の防衛機構（免疫）に関係しています。
血小板	【性状】血液 1μl に約 14 〜 36 万個。大きさは直径約 2 〜 3μm で円盤状です。 【はたらき】血管の損傷部位に血栓をつくり、止血する作用があります。

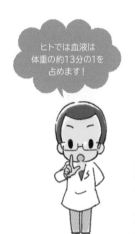

ヒトでは血液は体重の約13分の1を占めます！

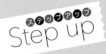　**輸血で使われる血液**

　現在、輸血で使われている血液は、患者さんにとって必要な血液成分のみを輸血する「成分輸血」が主になっています。

　成分輸血は、不必要な成分が輸血されないことから、心臓や腎臓などへの負担や不必要な成分による抗原被曝が少なくて済みます。病気と治療の目的によってそれぞれ適した血液製剤が使用されます。

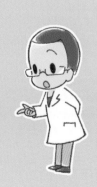

36 止血

血が止まるしくみ

　ケガなどで血管に傷がつくと、そこから出血してしまいます。そのとき、傷口には、フィブリンが生成され、血ぺいが傷口をふさぎます。血液が固まることを血液凝固（けつえきぎょうこ）といいます。

　血ぺいは、血管の傷が治ると、線溶（せんよう）（フィブリン溶解（ようかい））というはたらきによって溶け、取り除かれます。血液凝固と線溶は、血液の流失を防ぎ、とどこおりなく循環させるということから、血液の恒常（こうじょう）性（せい）を保つうえで最も基本的なしくみといえます。

さっき紙で切った指のキズがもうふさがってる！

血小板やフィブリンたちのおかげだな！

感謝しろよ！

【血液凝固のしくみ】

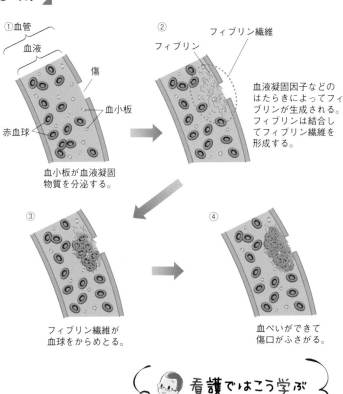

①血管
血液
傷
血小板
赤血球
血小板が血液凝固物質を分泌する。

②
フィブリン繊維
フィブリン
血液凝固因子などのはたらきによってフィブリンが生成される。フィブリンは結合してフィブリン繊維を形成する。

③
フィブリン繊維が血球をからめとる。

④
血ぺいができて傷口がふさがる。

Point

血液凝固機能が正常にはたらいているかどうかは、血液検査（活性化部分トロンボプラスチン時間：APTT、プロトロンビン時間：PT、血小板数）でわかる。

看護ではこう学ぶ

心臓血管病の患者さんでは「血液をサラサラ（血液を凝固させない）」にする抗凝固薬という薬を服用している場合があります。その場合、血が凝固せず出血が止まりにくくなっているため、ケガなどに注意が必要です！

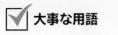

大事な用語

▶ 血ぺい　血液凝固　線溶　フィブリン溶解

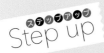

血液型と輸血

　輸血では患者さんの血液型と輸血される血液の型が適合するかどうかが重要です。血液型は赤血球の抗原と血清の抗体の有無で判断できます。

　赤血球の表面にある血液型の物質を「抗原」、血清の中にある赤血球と反応する物質を「抗体」といいます。ABO血液型の原則には『ヒトは自分自身の赤血球上の抗原に反応しない抗体を有する』というラントシュタイナーの法則があります。つまり、ABO血液型は「赤血球の抗原と血清の抗体の有無」で判定されます。ここでいう「反応」とは、赤血球が凝集するか否かのことを指します。

　ABO血液型の検査は、血液中の赤血球の抗原を調べる「オモテ検査」と、血清中の抗体を調べる「ウラ検査」を行い、両方が一致することで血液型をA型、B型、O型、AB型の4種類に判定します。オモテ検査とウラ検査の結果が一致しない場合には、さまざまな原因が考えられます。そのため、血液型の判定は保留して精査が必要になります。

ABO 血液型試験の分類と判定

ABO 血液型	赤血球（抗原）	血清（抗体）	血清の凝集		日本人の 割合
			オモテ試験	ウラ試験	
A 型	A 抗原	抗 B 抗体	A 型の赤血球 　抗 A 血清で凝集する 　抗 B 抗体で凝集しない	A 型の血清 　A 血球で凝集しない 　B 血球で凝集する 　O 血球で凝集しない	40%
B 型	B 抗原	抗 A 抗体	B 型の赤血球 　抗 A 血清で凝集しない 　抗 B 抗体で凝集する	B 型の血清 　A 血球で凝集する 　B 血球で凝集しない 　O 血球で凝集しない	20%
O 型	なし	抗 A 抗体と抗 B 抗体	O 型の赤血球 　抗 A 血清で凝集しない 　抗 B 抗体で凝集しない	O 型の血清 　A 血球で凝集する 　B 血球で凝集する 　O 血球で凝集しない	30%
AB 型	A 抗原と B 抗原	なし	AB 型の赤血球 　抗 A 血清で凝集する 　抗 B 抗体で凝集する	AB 型の血清 　A 赤血球で凝集しない 　B 赤血球で凝集しない 　O 血球で凝集しない	10%

赤血球上にA型はA抗原、B型はB抗原、AB型はA抗原とB抗原がありますが、O型にはどちらの抗原もありません。一方、血清中にA型は抗B、B型は抗A、O型は抗Aと抗Bの抗体をもちますが、AB型はどちらの抗体ももちません。

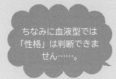

ちなみに血液型では「性格」は判断できません……。

37 血管のつくり

動脈と静脈の構造

血液の中には、酸素や二酸化炭素、栄養分や老廃物など、さまざまな物質が入っています。体液の恒常性は、血液の成分が正常に保たれ、全身をめぐることによって維持されます。血液は、動脈を通って心臓から体の各場所に送られ、静脈を通って心臓に戻ります。

動脈の血管壁は三層構造で、内側から順に「内膜」「中膜」「外膜」となります。

動脈は心臓から血液が送り出されるたびに伸び縮みするので、それに耐えられるように血管壁は厚く、弾力性に富む血管です。

静脈は皮下近くを走行する「浅在性静脈」と組織深くを走行する「深在性静脈」に分かれます。また、静脈には血液の逆流を防ぐための「逆流防止弁」が備わっています。

【 ヒトの血管 】

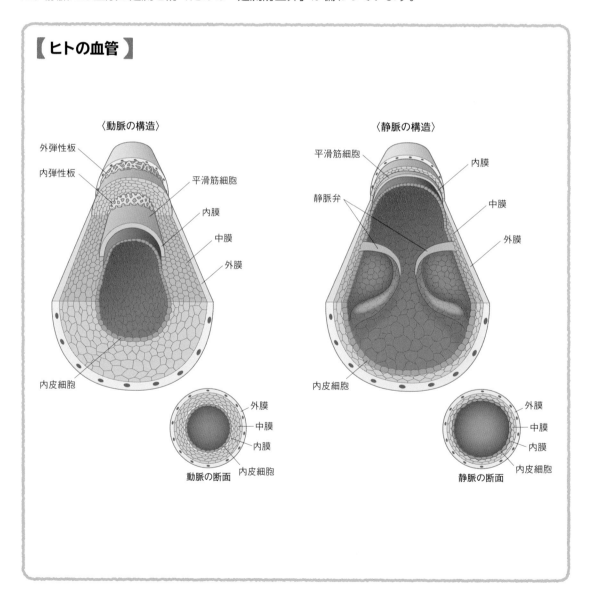

〈動脈の構造〉

外弾性板
内弾性板
平滑筋細胞
内膜
中膜
外膜
内皮細胞
外膜
中膜
内膜
内皮細胞
動脈の断面

〈静脈の構造〉

平滑筋細胞
内膜
静脈弁
中膜
外膜
内皮細胞
外膜
中膜
内膜
内皮細胞
静脈の断面

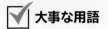
全身の血管と血液の流れ

　動脈と静脈は毛細血管によってつながっています。心臓と血管をまとめて血管系とよびます。

　また、リンパ液の循環に関わるリンパ系(リンパ管、リンパ節などからなる)というものもあります。リンパ管は心臓近くの鎖骨下静脈で血管と合流します。

　血管の流れには、「体循環」と「肺循環」があります。体循環とは、左心室から出た血液が各組織を栄養し、静脈から右心房へと戻る血管系です。肺循環とは、右心室から肺に入った静脈血が、新鮮な動脈血として肺静脈から左心房へ流れ込む血管系です。

【 ヒトの血管系 】

Point

右心室→肺→左心房という血液の流れを肺循環
左心室→全身→右心房という血液の流れを体循環

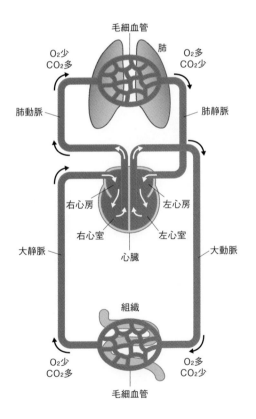

①体内を巡った血液は、上・下大静脈から右心房に還り、右心室から肺動脈に送られます。

②肺でガス交換を行い、酸素の少ない静脈血から酸素の多い動脈血に代わり、肺静脈から左心房に戻ります。

③その後、左心室、大動脈を経て全身に送られ、酸素や栄養分を供給します。

38 血液循環と心臓

心臓の構造

哺乳類の心臓は、右心房、右心室、左心房、左心室の4つから構成されます。心臓を構成する筋肉を心筋といい、心筋が収縮することによって、血液が全身に送り出されます。弁が閉じたり開いたりすることで、血液は逆流せず、一定方向に流れています。

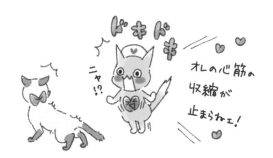

オレの心筋の収縮が止まらねェ！

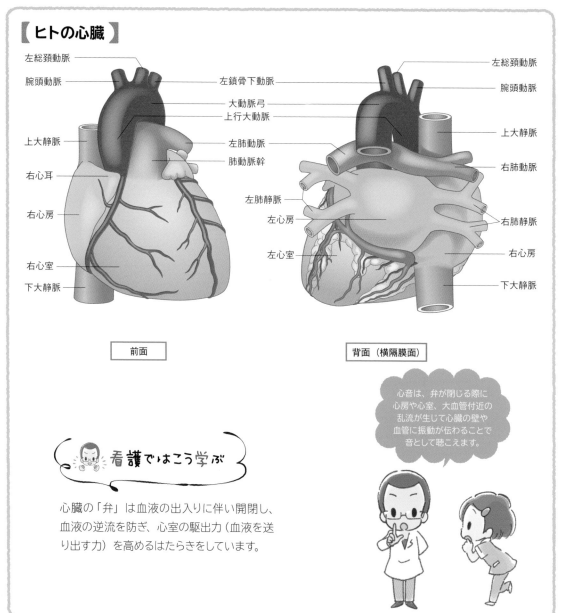

【 ヒトの心臓 】

前面 — 左総頚動脈、腕頭動脈、左鎖骨下動脈、大動脈弓、上行大動脈、上大静脈、左肺動脈、肺動脈幹、右心耳、右心房、右心室、下大静脈

背面（横隔膜面） — 左総頚動脈、腕頭動脈、上大静脈、右肺動脈、左肺静脈、左心房、左心室、右肺静脈、右心房、下大静脈

心音は、弁が閉じる際に心房や心室、大血管付近の乱流が生じて心臓の壁や血管に振動が伝わることで音として聴こえます。

看護ではこう学ぶ

心臓の「弁」は血液の出入りに伴い開閉し、血液の逆流を防ぎ、心室の駆出力（血液を送り出す力）を高めるはたらきをしています。

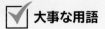
心臓への血液の流れ

　全身をめぐってきた血液は、まず右心房に入ります。次に、右心室を通って肺動脈に流れ、肺に送られます。肺で酸素を取りこんだ血液は、肺静脈を通って左心房、左心室へ流れ、左心室から全身へ送られます。

【 心臓の拍動 】

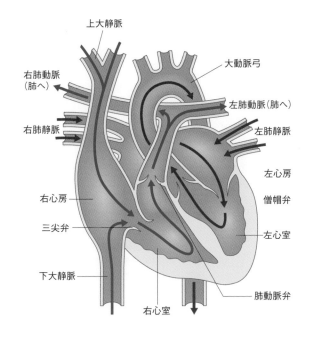

上大静脈
右肺動脈（肺へ）
右肺静脈
右心房
三尖弁
下大静脈
右心室
大動脈弓
左肺動脈（肺へ）
左肺静脈
左心房
僧帽弁
左心室
肺動脈弁

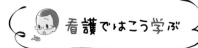 看護ではこう学ぶ

　心房が収縮すると心室に血液が入ってきます。このときが「拡張期」です。
　一方、心室が収縮すると心臓から血液が送り出されます。このときが「収縮期」です。
　心臓は「拡張」と「収縮」を繰り返すことで血液を全身にめぐらせる、いわば「ポンプ機能」の役割をもっています。

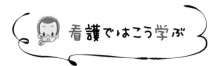 看護ではこう学ぶ

　心臓は、心筋という特殊な筋肉でできた臓器で、血管を通し、全身に血液を送るポンプの役割を果たしています。心臓の大きさはその人の握りこぶしほどで、重さは成人男性でおよそ 300g 程度といわれています。心臓は、動脈を通して全身の組織に酸素と栄養素を運び、静脈を通して、全身の組織で生じた代謝産物や二酸化炭素を心臓、そして肺へ運んでいます。心臓とこれらの血管をあわせて心血管系といいます。

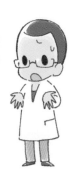

心臓のポンプ機能が低下し、血液の循環が行われなくなった状態が「心不全」ですね。

39 酸素と血液

ヘモグロビンと酸素

血液の色は、赤血球に含まれるヘモグロビンというタンパク質が、酸素と結合しているかどうかで変わります。ヘモグロビンが酸素と結合していると鮮やかな赤色になり、酸素を失うと暗い赤色になります。そのため、動脈の血液は明るい赤色で、静脈の血液は暗い赤色をしています。

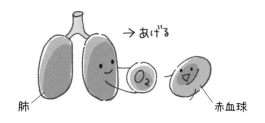

→あげる

肺　　O₂　　赤血球

このように、酸素と結合したヘモグロビンのことを、酸素ヘモグロビンといいます。酸素ヘモグロビンは、酸素が多く、二酸化炭素が少ない環境では多く存在します。しかし、酸素が少なく、二酸化炭素が多い環境では、少なくなります。

【 酸素ヘモグロビン 】

動脈血	静脈血
鮮やかな赤色	暗赤色
↑ 酸素ヘモグロビンが多い	↑ 酸素ヘモグロビンが少ない

Point

動脈血は酸素と結合したヘモグロビンである酸素ヘモグロビンが多いため、赤く見える。逆に静脈血は酸素を細胞に受け渡した後の酸素と結合していないヘモグロビンが多いため、暗赤色に見える。

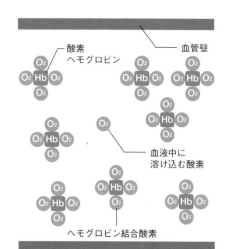

酸素ヘモグロビン

血管壁

血液中に溶け込む酸素

ヘモグロビン結合酸素

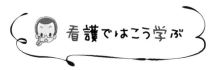

看護ではこう学ぶ

ヘモグロビンは1分子あたり4つの酸素分子と結合します。酸素分子がヘモグロビンに対して1つ、2つ、3つという結合状態はありえません。

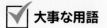
血液中の酸素濃度

　酸素ヘモグロビンと、大気中の酸素の割合（酸素分圧(さんそぶんあつ)）を示したグラフを酸素解離曲線(さんそかいりきょくせん)といいます。酸素乖離曲線には、体内での酸素の受け渡しが大きく関係します。それでは、酸素は体にどのように取り込まれ、どのように各組織に運搬され、そして放出されるのでしょうか。

【 **酸素解離曲線** 】

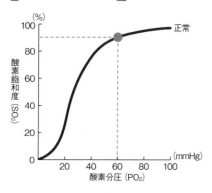

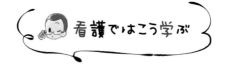

酸素飽和度は、赤血球中のヘモグロビンのうち、どのくらいが酸素と結合しているかを示すものです。つまり「血液中にどの程度の酸素が含まれているか」、つまり酸素ヘモグロビンの割合と考えればよいでしょう。

【 **酸素の移動** 】

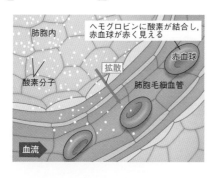

肺胞は多くの毛細血管に取り囲まれています。肺胞壁や毛細血管壁はとても薄く、吸気によって肺胞に入った酸素は、PO_2の高い肺胞からPO_2の低い毛細血管内へ瞬時に移動します。これを「拡散」といいます。また赤血球には、PO_2が高い場所で酸素を受け取って二酸化炭素を吐き出し、PO_2の低い場所では酸素を放出して二酸化炭素を受け取るという性質があります。そのため、肺胞で拡散した酸素の多くは赤血球内のヘモグロビンと結合し、血液中へ移動します。なお、組織で生産された血液中の二酸化炭素は肺胞内へ移動して、呼気として排出されます。

【 **酸素の運搬と放出** 】

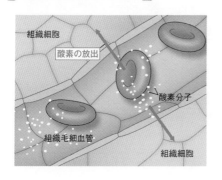

肺胞で拡散された酸素を多く含んだ血液（動脈血）は、肺静脈から心臓の左心房・左心室を経て、心臓のポンプ機能によって全身の各臓器に運ばれます。末梢へ行くほどPO_2は低くなるので、組織では酸素はヘモグロビンから切り離され、毛細血管と組織間で酸素の受け渡し（組織細胞への酸素の放出）が行われます。この組織での酸素の利用ができなくなると、いわゆる「低酸素状態」になります。

40 生体防御と免疫

物理的防御と化学的防御

　細菌やウイルスなどの病原体は、あらゆるところに存在しています。もしも、これらに対して無防備だと、体内環境の維持ができないどころか、命さえ危険にさらされます。そのためヒトは、病原体や有害物質などの異物が体内に入るのを防いだり、体内に入ってしまった異物を排出したりする、生体防御とよばれるしくみをもっています。生体防御のしくみには、皮膚や粘膜による防御と、免疫による防御があります。異物から身を守るための最も基本的な手段は、異物が体内に入るのを防ぐ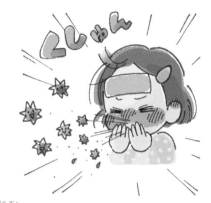ことです。外界と接触する皮膚や粘膜は、物理的防御と化学的防御によって異物の体内への侵入を防ぎます。

【物理的防御】皮膚の表面には、角質層とよばれる細胞層があり、異物の侵入を防ぐ障壁となっています。また、鼻や気管などの粘膜は粘液で覆われており、侵入しようとするウイルスや細菌を粘液にからめとり、排出を促します。

【化学的防御】汗や涙には、殺菌力のある酵素が含まれており、侵入しようとする細菌を排除しています。また、口から食物とともに取り込まれた細菌は、強い酸性を示す胃液によって殺菌されます。

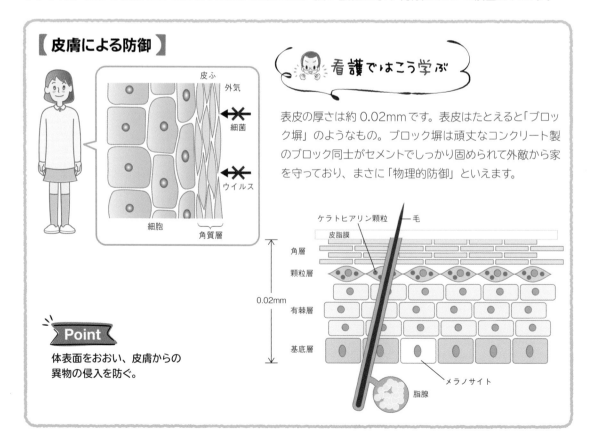

【 皮膚による防御 】

皮ふ
外気
細菌
ウイルス
細胞
角質層

看護ではこう学ぶ

表皮の厚さは約0.02mmです。表皮はたとえると「ブロック塀」のようなもの。ブロック塀は頑丈なコンクリート製のブロック同士がセメントでしっかり固められて外敵から家を守っており、まさに「物理的防御」といえます。

ケラトヒアリン顆粒　毛
皮脂膜
角層
顆粒層
有棘層
基底層
0.02mm
メラノサイト
脂腺

Point

体表面をおおい、皮膚からの
異物の侵入を防ぐ。

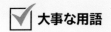
【 粘膜による防御 】

Point 粘膜上で異物をからめとり、外敵の侵入を防ぐ。

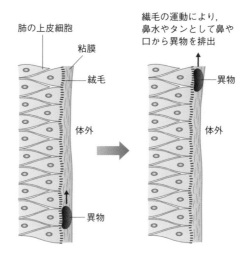

肺の上皮細胞

粘膜

繊毛

体外

異物

繊毛の運動により，
鼻水やタンとして鼻や
口から異物を排出

異物

体外

【 ヒトの器官とその防御に必要なもの 】

目	涙
鼻	鼻水
口	唾液
咽頭（いんとう）	痰
気管	繊毛上皮（せんもうじょうひ）
胃	胃酸

涙や鼻水、だ液には殺菌能力があります。繊毛上皮は、
気管にびっしり生えている細かい毛です。異物の侵入を
許しません。また、食物や水に含まれる病原体の多くは
強い胃酸で殺菌されます。

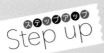 Step up（ステップアップ）　## 皮膚バリアが壊れると……

　皮膚の防御機能が壊れると、保湿ができなくなり「ドライスキン」という状態になります。
　ドライスキンがひどくなると「皮脂欠乏症湿疹」や「皮膚そうよう症」になってしまいます。
　皮膚の角層の水分が過剰になり、ふやけた状態になることを「浸軟（しんなん）」といいます。浸軟になると、皮膚
の防御機能がはたらかなくなり、皮膚のトラブルを起こしやすくなります。
　たとえば、おむつをしている患者さんは、排泄物の水分によって浸軟になり、皮膚感染症を起こしやす
くなります。

41 自然免疫と獲得免疫

異物の排除

　皮膚や粘膜は異物の体内への侵入を防ぎますが、それでも異物が体内に侵入してしまうこともあります。体内に侵入した異物は、自然免疫と獲得免疫によって排除されます。体内の異物の多くは、食細胞による自然免疫によって排除されます。

　それでも排除されなかった異物に対しては、獲得免疫がはたらきます。自然免疫は、相手（異物）の種類と関係なく、何が侵入してきても同じ方法で排除します。一方、獲得免疫は、相手の種類に応じて排除に使う道具を変え、効率的な排除を行います。

【 自然免疫と獲得免疫 】

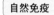

自然免疫

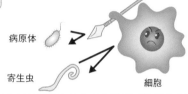

病原体

寄生虫　　　　　　　　　　細胞

どんな相手にも同じ武器。
効率は悪いが，反応は速い。

獲得免疫

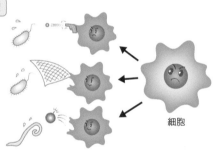

細胞

相手によって武器を換えたり，
同じ相手でも武器を換える。
相手を見て武器を決めるので，
効率は良いが，初めて出会っ
た敵に対しては反応するまで
に時間がかかる。

Point

自然免疫は、反応は速いが効率が悪い。獲得免疫は、
1回目の反応は遅いが効率がよい。

Step up　自然免疫がうまくはたらかないと…

　薬剤の副作用に「顆粒球減少症」というものがあります。顆粒球は白血球の一種で、好中球、好酸球、好塩基球の３つに分類できますが、ほとんどは好中球です。好中球は食細胞であり、細菌に対して最も早い食作用を示してヒトの体を守っています。しかし、顆粒球減少症が起こると好中球が少なくなり、食作用がはたらかず、抵抗力が弱くなってしまい、細菌に感染しやすくなるのです。

食作用

　体内に侵入した異物は、血液中の食細胞（白血球の一種）によって消化・分解して排除されます。このはたらきを自然免疫といいます。食細胞は、体内に侵入した病原体を包みこんで、消化・分解します。これを食作用といいます。食細胞には、好中球、樹状細胞、マクロファージなどがあります。

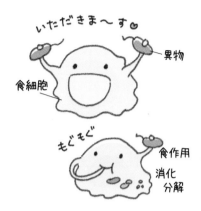

【 **食細胞の種類** 】

Point

自然免疫…食細胞（好中球・樹状細胞・マクロファージなど）が行う。
自然免疫で活躍する細胞には、他にNK（ナチュラル・キラー）細胞がある。NK細胞は、ウイルスなどが入り込んだ細胞やがん細胞などを攻撃して排除する。

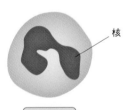

好中球

異物に対して一番最初に
攻撃をしかける。

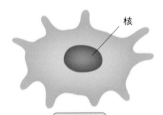

樹状細胞

異物を認識し直接攻撃、または
別の細胞に異物の情報を伝える。

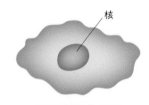

マクロファージ

アメーバ状。もとは単球という食細胞。
好中球より寿命が長い。

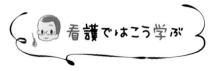

　NK細胞は、どこからの指令を受けなくてもがん細胞を攻撃します。近年、がん治療においてNK細胞のはたらきが大きな効果を示すことがわかっています。

42 獲得免疫〜体液性免疫と細胞性免疫

体液性免疫と細胞性免疫

　獲得免疫は、自然免疫で排除しきれなかった異物に対してはたらき、効率的に異物を排除します。獲得免疫には、体液性免疫と細胞性免疫の2つのしくみがあります。この2つのしくみは、異物に対して異なる反応を示します。獲得免疫がはたらく異物を、とくに抗原といいます。抗原を効率よく排除できる、2つのしくみをみていきましょう。

【 体液性免疫のしくみ 】

①抗原が体内に侵入すると、樹状細胞などが食作用により抗原を分解します。樹状細胞は、抗原の一部をヘルパーT細胞に提示します（抗原提示）。

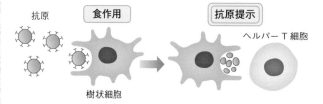

②抗原を認識したヘルパーT細胞は、B細胞を活性化・増殖させます。そしてB細胞は抗体産生細胞に分化します。

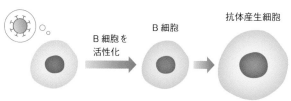

③抗体産生細胞は、抗体を産生して体液中に放出します。この抗体は抗原と特異的に結合するタンパク質です。抗体は、抗原と結合して、抗原を無毒化します（抗原抗体反応）。また、抗体が結合した抗原は、食細胞による食作用により排除されます。

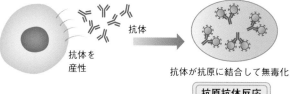

Point

体液性免疫…体液中に抗体を
放出し、異物を排除する免疫。

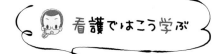

抗体は免疫グロブリンというタンパク質です。免疫グロブリンには、Ig G、Ig A、Ig M、Ig D、Ig E の5種類があり、分子量、そのはたらく場所・時期もそれぞれ違います。これらの免疫グロブリンの基本的な形はY字型です。

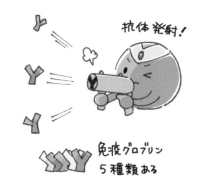

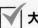 **大事な用語** ▶ 体液性免疫　細胞性免疫　抗原　樹状細胞　ヘルパーT細胞　B細胞
　　　　　　　抗体産生細胞　免疫グロブリン　マクロファージ

　体液性免疫では、体液中の抗原の排除はできますが、細胞内に入ってしまった抗原の排除はできません。抗原を含んだ細胞（ウイルスなどに感染した細胞）に対しては、細胞ごと除去する細胞性免疫がはたらきます。

【 細胞性免疫のしくみ 】

①抗原提示までは、体液性免疫と同じです。抗原提示を受けたヘルパーT細胞は、キラーT細胞を増やし、活性化させます。

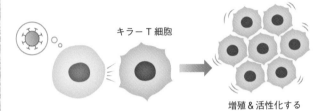

②キラーT細胞は、抗原を目印にして、感染した細胞を破壊、除去します。

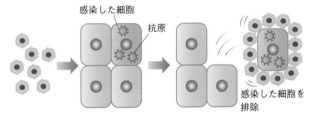

また、ヘルパーT細胞はマクロファージを活性化し、食作用を促進して感染細胞を除去させます。

Point

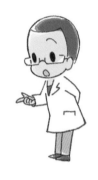

細胞性免疫…ウイルスなどに感染した細胞を直接破壊・除去する免疫。

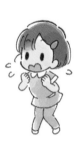

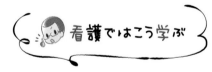

看護ではこう学ぶ

カンジダ菌は陰部や食道などに常在しており通常は無害です。しかし、細胞性免疫の力が低下していると勢力を増して繁殖し、カンジダ症を引き起こします。細胞性免疫の低下は、抗がん薬・免疫抑制薬・HIV感染（エイズ）・白血病などで起こります。

43 獲得免疫と記憶細胞

一次応答と二次応答

　体内から抗原が排除されると、やがて抗体や抗体産生細胞はなくなっていきます。しかし、ヘルパーT細胞、B細胞、キラーT細胞の一部は記憶細胞（きおくさい）として体内に保存され、同じ抗原の再侵入に備えます。ある抗原が、初めて体内に侵入したときに起こる反応を一次応答（いちじおうとう）、二回目以降の侵入によって起こる反応を二次応答（にじおうとう）といいます。同じ抗原が再侵入すると、ただちに記憶細胞が反応し、強力に作用して抗原は排除されます。そのため、たとえ病原体に感染しても軽い症状ですむのです。このようなしくみを免疫記憶（めんえききおく）といいます。

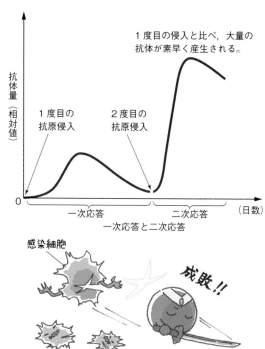

【二次応答のしくみ】

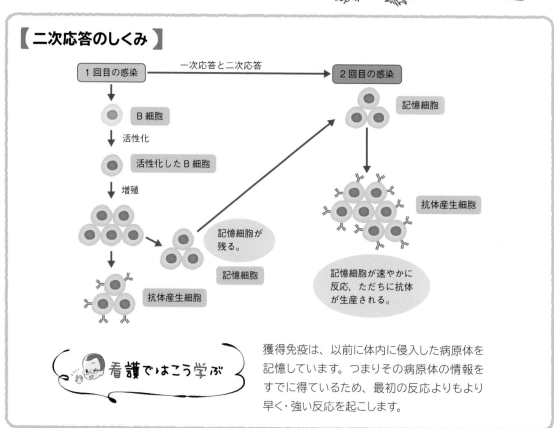

看護ではこう学ぶ

獲得免疫は、以前に体内に侵入した病原体を記憶しています。つまりその病原体の情報をすでに得ているため、最初の反応よりもより早く・強い反応を起こします。

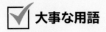 **大事な用語**

▶記憶細胞　一次応答　二次応答　免疫記憶　拒絶反応　血清療法

免疫と拒絶反応

　免疫は無くてはならないものですが、ときに健康を損なう原因となることや治療の妨げになることもあります。たとえば、花粉症などのアレルギー症状は、免疫が過敏にはたらくことで起こります。

　また、臓器移植が難しいのは、移植された臓器が免疫によって異物として認識され、排除されてしまうからです。このような反応を拒絶反応（きょぜつはんのう）といいます。

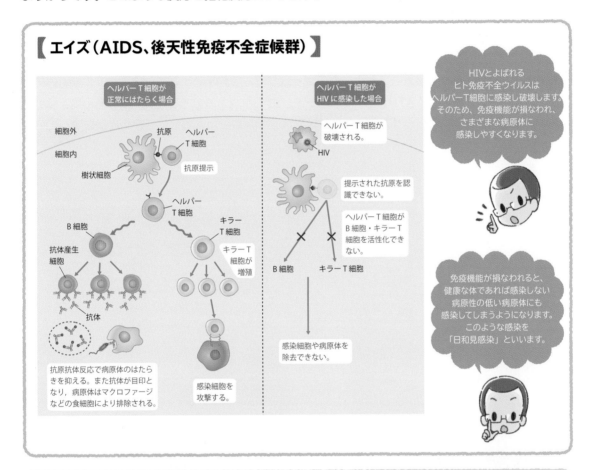

【エイズ（AIDS、後天性免疫不全症候群）】

ヘルパーT細胞が正常にはたらく場合 / ヘルパーT細胞がHIVに感染した場合

HIVとよばれるヒト免疫不全ウイルスはヘルパーT細胞に感染し破壊します。そのため、免疫機能が損なわれ、さまざまな病原体に感染しやすくなります。

免疫機能が損なわれると、健康な体であれば感染しない病原性の低い病原体にも感染してしまうようになります。このような感染を「日和見感染」といいます。

Step up ステップアップ　予防接種

安心だね！

　二次応答を利用している医療技術が予防接種です。予防接種では、弱毒化した病原体（ワクチン）などを使って体内にあらかじめ記憶細胞をつくらせることで、病気の発症や重症化を防ぎます。また、ウマなどの動物につくらせた抗体を注射することで、体内に侵入した抗原を無毒化する治療を血清療法といいます。血清療法は、毒蛇に噛まれたときなどに行われます。

弱毒化した病原体（ワクチン）を投与して、記憶細胞をつくることで病気の発症や重症化を防ぐんだよ

44 呼吸と呼吸器

呼吸とひとことでいっても、私たちの体内では、「外呼吸」と「内呼吸」という2つの呼吸が行われています。

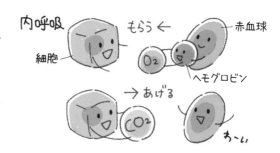

外呼吸

一般的に、呼吸というと外呼吸をさします。吸い込んだ空気は肺に運ばれ、酸素と二酸化炭素のガス交換が行われます。

内呼吸

内呼吸は、細胞における酸素と二酸化炭素のやり取りで、細胞呼吸ともいいます。この細胞内の呼吸がエネルギーの通貨であるATP（アデノシン三リン酸）を合成するのでしたね。その過程で、細胞は血液中の赤血球からヘモグロビンと結合している酸素を受け取り、かわりに二酸化炭素を渡しています。

【 内呼吸と外呼吸 】

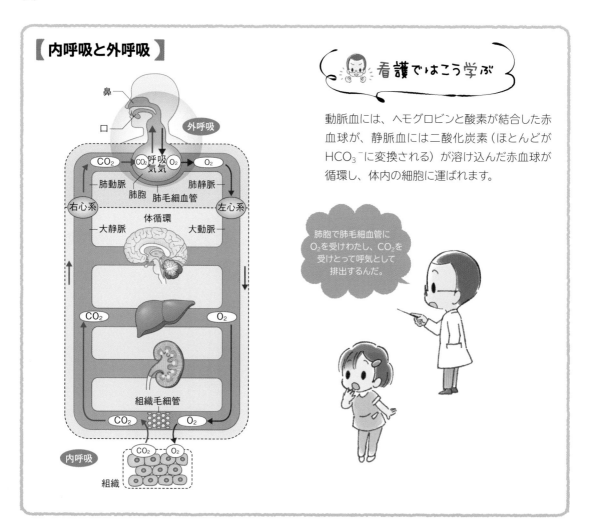

看護ではこう学ぶ

動脈血には、ヘモグロビンと酸素が結合した赤血球が、静脈血には二酸化炭素（ほとんどが HCO_3^- に変換される）が溶け込んだ赤血球が循環し、体内の細胞に運ばれます。

肺胞で肺毛細血管に O_2 を受けわたし、CO_2 を受けとって呼気として排出するんだ。

呼吸運動

　外呼吸では、肺胞に酸素を取り込むため、そして肺胞から二酸化炭素を排出するため、空気を鼻や口から肺に取り込み（吸気）、吐き出す（呼気）という呼吸運動が行われています。

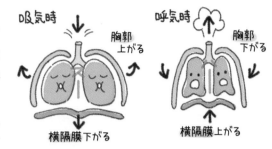

　肺胞は吸気時にふくらみ、呼気時にしぼみます。肺胞は弾力に富んだ組織ですが、自らが伸び縮みする機能はありません。胸腔内の圧力に応じて、ふくらんだり、しぼんだりしているのです。

　そもそも肺には絶えず縮もうとする「弾性」という性質があります。肺は大気の下ではしぼんでしまうため胸腔内は大気圧よりやや低い圧力（陰圧）になっています。

　吸気時には横隔膜が下がり、胸腔内の容積が増して、胸腔内の圧力が下がりますが、胸腔内が陰圧になっていることによりさらに圧が下がり、肺（肺胞）がふくらむのです。一方で、呼気時には横隔膜が上がり、胸腔内の容積が減り、胸腔内の圧力が上がり、肺（肺胞）がしぼみます。

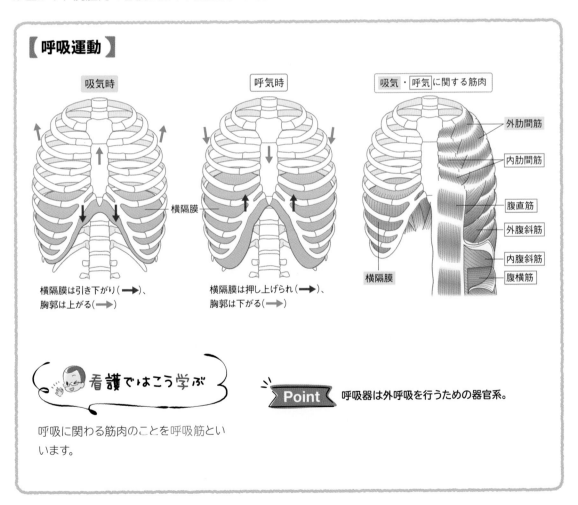

【 呼吸運動 】

呼吸に関わる筋肉のことを呼吸筋といいます。

Point 呼吸器は外呼吸を行うための器官系。

45 気管・気管支のつくりとはたらき

気管・気管支の構造

　気管は、咽頭からつながる筒状の器官です。軟骨によって保護されていますが、食道が接する背側の部分には軟骨はなく、食べ物が通過したときに食道が膨らむことができるようになっています。

　気管の長さは約10～12cm、胸骨柄の下あたり（第4～5胸椎）で、主気管支として左右に分かれて肺に入ります。この分かれ目を気管分岐部といいます。

　左右の分岐角度は異なり、右主気管支は約25°、左主気管支は約45°で、誤嚥（誤って飲み込むこと）した場合、右気管支に食べ物が落ちやすくなります。そのため、誤嚥性肺炎は右肺下葉に起きやすいとされています。

　左主気管支の長さも、右より長くなっています。これらの左右差は、左胸郭内には心臓があり、左主気管支が上のほうに押し上げられているためです。

　主気管支から、葉気管支、区域気管支、区域気管支枝、細気管支、終末細気管支、呼吸細気管支、肺胞管、肺胞嚢と枝分かれしながら次第に細くなり、肺胞に至ります。

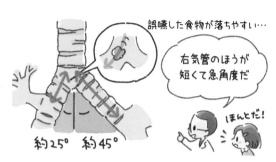

誤嚥した食物が落ちやすい…

右気管のほうが短くて急角度だ

約25°　約45°

ほんとだ！

【 気管・気管支の構造 】

看護ではこう学ぶ

〈気管の分岐〉

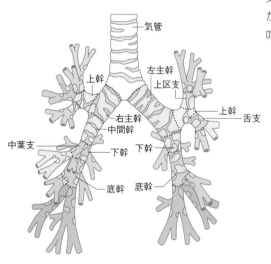

気管

左主幹
上区支

上幹

右主幹
中間幹

上幹
舌支

中葉支

下幹

下幹

底幹
底幹

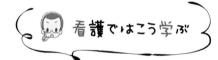

気管支の内径は1.1～2.6cmで、狭窄（間がすぼまって狭いこと）が50％になると、呼吸困難をきたすといわれています。

〈気管支〉

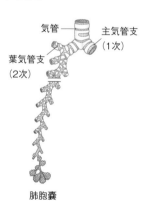

気管
主気管支（1次）

葉気管支（2次）

肺胞嚢

気管・気管支のはたらき

気管・気管支は、単なる空気の通り道ではありません。その上皮(粘膜)は、主に線毛細胞と杯細胞からなり、入り込んだほこりや細菌などの異物を粘液にとりこみ、口側に押し出すはたらきがあります。異物は咳嗽・喀痰として排出されます。

感染などで気道内の病原微生物が多くなると粘液が増加し、粘稠度も高くなり「痰」となります。空気が乾燥していたり脱水状態の場合、痰の粘稠度はさらに高くなり、喀出しにくくなります。

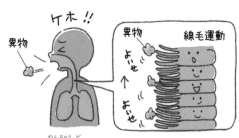

【 気管・気管支のはたらき 】

気管支壁の組織図

線毛円柱上皮細胞
杯細胞
多列線毛上皮
粘膜固有層
平滑筋
気管支腺
軟骨

気管支上皮の模式図

外層粘液（ゲル層）
線毛間液（ゾル層）
粘液層
杯細胞
線毛細胞
基底細胞

Point 気管・気管支を含む気道は、空気の通り道としての役割だけでなく、異物を排出する機能や吸入した空気を温める機能がある。

Step up 気管・気管支の病気

気管・気管支の病気には、主なものとして、慢性気管支炎、気管支拡張症、気管支喘息があります。気管支喘息は、重度の発作により死に至ることもあります。発作を抑えるための長期管理薬の服用、発作時の対応、日常生活の管理など、患者指導が大切です。

慢性気管支炎	気管や気管支の慢性的な炎症により気道が狭くなる。持続する咳や痰。肺気腫とあわせて、慢性閉塞性肺疾患（COPD）とよばれる。
気管支拡張症	気管支が拡がりもとに戻らなくなる。感染しやすくなり、さらに炎症が進行する。症状は慢性的な咳や膿性痰、血痰や喀血など。
気管支喘息	気管支に炎症が起こり、気管や気管支が狭くなる。炎症が続くと、気道壁が厚くなり、気道の狭窄がもとに戻らなくなる（気道のリモデリング）。発作的に繰り返し起こる咳、喘鳴、呼吸困難など。

46 肺のつくりとはたらき

肺の構造

　肺は、縦隔をはさんで左右2つに分かれ、横隔膜の上に位置している臓器です。右肺は上葉、中葉、下葉の3つの肺葉からなり、左肺は上葉と下葉の2つに分かれています。左肺は右肺よりやや小さく、これは左胸郭内に心臓があるためです。

　左右の肺には肺門があり、気管や血管、リンパ管が入っていきます。

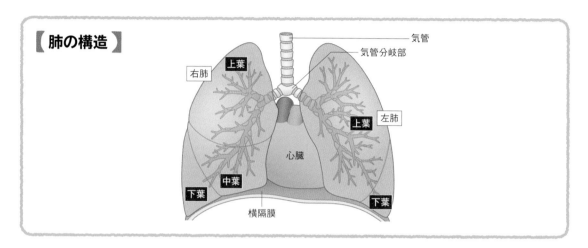

【肺の構造】

肺胞の構造

　肺の中には、気管支から続く肺胞が約3億個あります。球状の肺胞が集まったブドウの房のようなものを肺胞嚢といいます。

　肺胞は、0.1～0.2mmの小さな袋です。中は空洞で、肺サーファクタントという肺の細胞から産生される界面活性剤により、表面張力で球状を保っています。肺胞の周囲には、肺動脈から流れてきて肺静脈に続いていく毛細血管が網の目のように走っています。

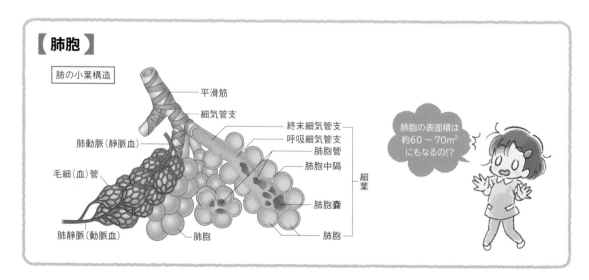

【肺胞】

肺胞の表面積は約60～70m²にもなるの!?

肺胞のはたらき

　肺胞では、肺胞周囲の毛細血管と肺胞内の空気の間で、動脈血から運ばれた酸素を取り入れ、代わりに二酸化炭素を放出するガス交換（外呼吸）が行われています。肺動脈側からは、全身から戻ってきた二酸化炭素を多く含んだ静脈血が流れています。

　肺胞内の酸素は毛細血管内のヘモグロビンと結合し、代わりに毛細血管内の二酸化炭素が肺胞内に入っていきます。

　このようにガス交換が行われるのは、ガスには分圧の高いほうから低いほうに移動する拡散という性質があるためです（一般的に肺胞内の酸素分圧は100mmHg、肺動脈の酸素分圧は40mmHg・肺胞内の二酸化炭素の分圧は40mmHg、肺動脈の二酸化炭素の分圧は45mmHg）。

　酸素を多く含んだ血液は動脈血となり、肺静脈から左心へ、そして全身にわたっていきます。一方で、肺胞に入った二酸化炭素は呼気として、気道から口、鼻へと排出されます。

【 **ガス交換** 】

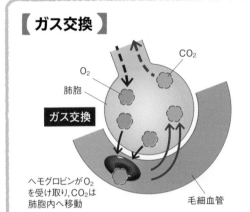

CO_2

O_2

肺胞

ガス交換

ヘモグロビンがO_2を受け取り、CO_2は肺胞内へ移動

毛細血管

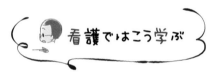
看護ではこう学ぶ

効率のよいガス交換には、換気（空気が肺を出入りする）、血流、拡散（肺胞内のガスのやり取り）が問題なく行われていなければなりません。

Point

肺の重要な役割は肺胞と毛細血管によるガス交換。

Step up （ステップアップ）　**呼吸不全**

　呼吸の障害には、肺まで空気を取り込めない「換気障害」と肺で酸素と二酸化炭素を交換できない「ガス交換障害」があります。

　換気障害は、①肺が膨らまない（拘束性換気障害）、②気道が閉塞している（閉塞性換気障害）、のいずれかの状態で、肺の空気の入れ換えができない状態です。

　ガス交換障害は、①肺胞と毛細血管とのあいだに障害がある（拡散障害）、②肺胞周囲の毛細血管の血流が障害されている（循環障害）、といった状態で、肺胞と肺毛細血管でガス交換ができない状態です。

換気障害	拘束性換気障害	間質性肺炎、胸水貯留、気胸
	閉塞性換気障害	慢性閉塞性肺疾患（COPD）
ガス交換障害	拡散障害	間質性肺炎、肺水腫
	循環障害	肺塞栓症、肺水腫

47 口・食道

消化管

消化管は、口腔、咽頭、喉頭、食道、胃、小腸、大腸、肛門のことをいい、ひと続きにつながっていて、食物を消化し栄養を吸収しています。

口腔で「摂取」された食物は嚥下（飲み込むこと）や蠕動により「推進」され、消化管の運動によって食物を小さく砕く「機械的消化」が行われます。この小さく砕かれた食物を消化酵素によってさらに小さな栄養素に分解する「化学的消化」が行われることによって抽出された栄養素は消化管の粘膜を通過し、リンパ管や血管に入って循環します。これを「吸収」といいます。

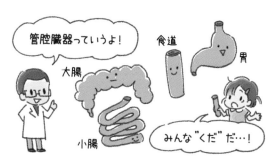

管腔臓器っていうよ！

大腸　小腸　食道　胃

みんな"くだ"だ…！

【 消化器の全体 】

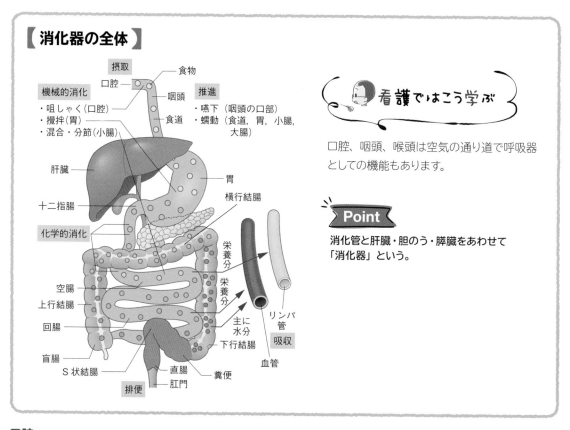

摂取　食物
口腔
機械的消化
・咀しゃく（口腔）
・攪拌（胃）
・混合・分節（小腸）
咽頭
推進
・嚥下（咽頭の口部）
・蠕動（食道、胃、小腸、大腸）
食道
肝臓
胃
横行結腸
十二指腸
化学的消化
栄養分
空腸
上行結腸
回腸
栄養分
主に水分
下行結腸
盲腸
リンパ管
吸収
血管
S状結腸
直腸　糞便
排便　肛門

看護ではこう学ぶ

口腔、咽頭、喉頭は空気の通り道で呼吸器としての機能もあります。

Point
消化管と肝臓・胆のう・膵臓をあわせて「消化器」という。

口腔

口腔は、一番初めに体内に食べ物が取り込まれるところです。口腔内には、耳下腺、顎下腺、舌下腺、小唾液腺という唾液腺の開口部があり、消化液である唾液が分泌されています。

食道

食道は、咽頭と胃をつなぐ長さ約25㎝の管です。食道は水分や食塊の通り道であり、消化する機能はありません。

食塊が咽頭までくると、収縮していた食道入口の上部食道括約筋が弛緩して食塊が食道に入ります。食道は、消化管のなかでも筋肉がもっとも発達していて、強い蠕動運動によって食塊を胃まで運びます。横隔膜貫通部まで食塊が運ばれると、収縮していた下部食道括約筋が弛緩し、食塊が胃に入っていきます。

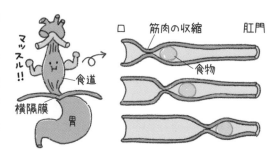

【口腔】

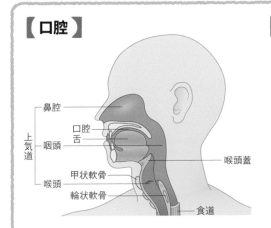

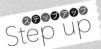

食道は強い蠕動運動で食塊を胃まで運び、上部食道括約筋と下部食道括約筋で逆流を防いでいます。

【食道】

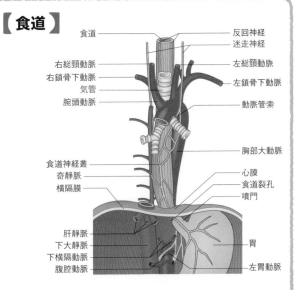

Point

口・咽喉のはたらき：食べ物を咀しゃくし飲み込む（嚥下）
食道のはたらき：食塊を胃まで送る

Step up 唾液の作用

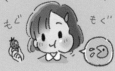

唾液さんが消化、洗浄、潤滑、保護、溶媒、緩衝、免疫中！

　口腔・咽頭での一連の摂食嚥下運動では、唾液なしではすべての摂食嚥下運動がうまく行われません。唾液の作用には次の①～⑦があります。
　①消化作用、②洗浄作用、③潤滑作用、④保護作用、⑤溶媒作用、⑥緩衝作用、⑦免疫作用
　摂食嚥下においてとくに重要なのは①～③です。

48 胃のしくみとはたらき

胃の構造

胃は、伸び縮みできる袋状の臓器で、食塊がたくさんためられるようになっています。

胃の入口を噴門部、胃の最上部は胃底部（穹窿部）、中央を胃体部、下部を前庭部、出口を幽門といいます。右側に大きくカーブしていて、幽門近くの屈曲部を胃角、外側のカーブを大彎、内側のカーブを小彎といいます。胃角は、がんが多く発生する部位だといわれています。

胃は筋肉が発達していて、蠕動運動によって食塊を胃液と混ぜ合わせ、さらに細かくし1mm以下のおかゆのような状態（び粥）にして、小腸に送り出しています。

胃で消化された食物が粥状になると幽門が開いて、少しずつ十二指腸に運ばれていきます。胃はこのほかに、体にとって有害な物質を嘔吐して出すはたらきももっています。

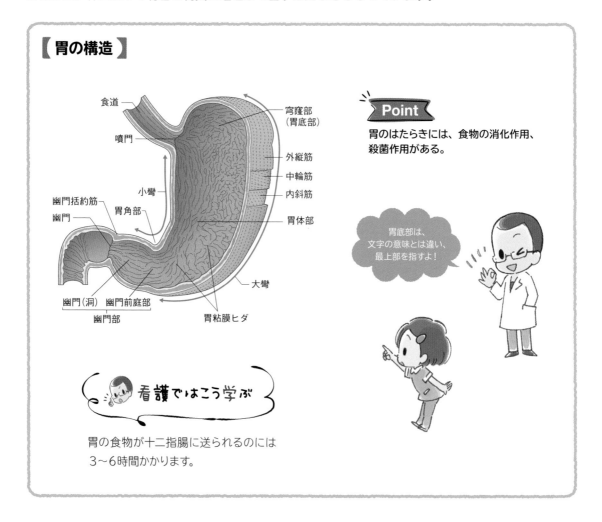

【 胃の構造 】

食道
穹窿部（胃底部）
噴門
外縦筋
中輪筋
内斜筋
小彎
幽門括約筋
胃角部
幽門
胃体部
大彎
幽門（洞） 幽門前庭部
幽門部
胃粘膜ヒダ

Point
胃のはたらきには、食物の消化作用、殺菌作用がある。

胃底部は、文字の意味とは違い、最上部を指すよ！

看護ではこう学ぶ

胃の食物が十二指腸に送られるのには3～6時間かかります。

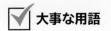
胃のはたらき

　胃壁の表面は粘膜で覆われたヒダでできており、ヒダの谷の部分にある胃腺から胃液が分泌されます。胃液の主な成分は塩酸とペプシノゲンです。ペプシノゲンは酸によりペプシンとなり、塩酸とともにタンパク質を分解します。胃液は、pH1〜2という強酸性で胃酸ともいい、胃に入った食べ物を消化するとともに、食べ物と一緒に入り込んだ細菌を殺すはたらきがあります。

　しかし、胃酸だけでは胃壁も溶けてしまいます。そこで、粘液も分泌されていて、強酸性の胃酸から胃壁を保護しています。

　噴門腺からは粘液、胃底腺からは、ペプシノゲン、粘液、塩酸、内因子が分泌されています。内因子はビタミンB12の吸収に必要な糖タンパク質です。幽門腺はアルカリ性の粘液や胃液の分泌を促進するガストリンが分泌されています。このように、胃を守りながら食べ物を消化できるように、塩酸などの攻撃因子と粘液などの防御因子のバランスをとっているのです。

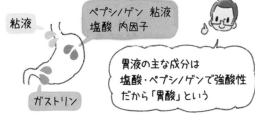

構成している細胞により、分泌される物質は異なる

粘液　ペプシノゲン　粘液　塩酸　内因子

ガストリン

胃液の主な成分は塩酸・ペプシノゲンで強酸性だから「胃酸」という

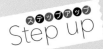

消化性潰瘍

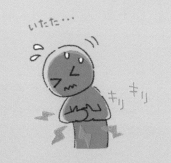

いたた…

キリキリ

　胃を守るメカニズムが壊れると、胃壁に炎症が起き、治癒と炎症を繰り返すことで、胃潰瘍を引き起こします。同じような原因で十二指腸潰瘍も起こり、胃潰瘍とともに消化性潰瘍と呼ばれます。

　胃・十二指腸潰瘍では、心窩部痛がよくみられます。空腹時に出現し、摂食によって改善することがあるのが特徴です。

　原因として多いのは、ヘリコバクター・ピロリ（ピロリ菌）の感染、非ステロイド系抗炎症薬（NSAIDs）の投与です。NSAIDsによる潰瘍はNSAIDs潰瘍といいます。

49 小腸のしくみとはたらき

小腸の構造

胃につながる消化管が小腸です。小腸は、十二指腸、空腸、回腸からなります。その長さは約6mもあります。

十二指腸は指12本を横に並べた長さということから、その名称がありますが、実際には指12本ぶんよりも長く、26cmくらいです。

十二指腸は膵臓の頭部を取り囲むように位置しています。中間あたりには、ファーター(Vater)乳頭といわれる胆のう管と膵管の開口部があり、胃の消化物(び粥)が十二指腸に入ると、セクレチンというホルモンがはたらき、膵液や胆汁が流れこみます。

膵液はアルカリ性で、酸性の消化物を中和するとともに、タンパク質、糖質、脂肪を分解する消化酵素を含む、重要な消化液です。胆汁には消化酵素はなく、脂肪の消化吸収を促進するはたらきがあります。

小腸は口側から十二指腸から空腸につながり、回腸へと続きます。空腸と回腸は、腸間膜という薄い膜で保護されていて、腸間膜小腸ともよばれています。ちなみに、内臓脂肪は主に腸間膜にたまります。

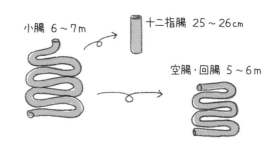

小腸 6～7m → 十二指腸 25～26cm

空腸・回腸 5～6m

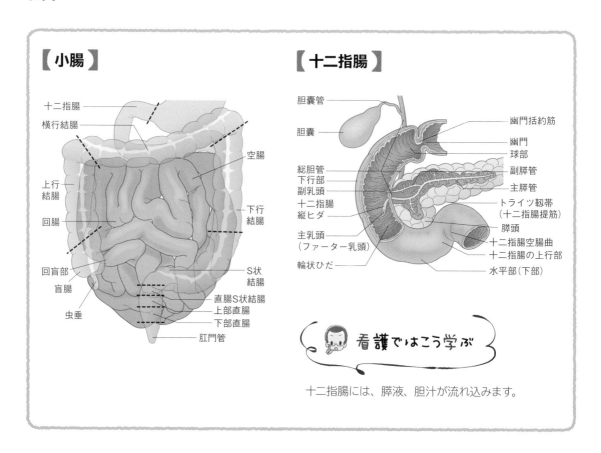

【小腸】

十二指腸
横行結腸
空腸
上行結腸
回腸
下行結腸
回盲部
盲腸
虫垂
S状結腸
直腸S状結腸
上部直腸
下部直腸
肛門管

【十二指腸】

胆嚢管
胆嚢
総胆管
下行部
副乳頭
十二指腸縦ヒダ
主乳頭(ファーター乳頭)
輪状ひだ
幽門括約筋
幽門
球部
副膵管
主膵管
トライツ靭帯(十二指腸提筋)
膵頭
十二指腸空腸曲
十二指腸の上行部
水平部(下部)

看護ではこう学ぶ

十二指腸には、膵液、胆汁が流れ込みます。

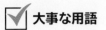
小腸の内壁

　小腸の内壁は、ヒダの輪が連なっているような輪状ヒダでつくられていて、その表面には突起状の腸絨毛、さらに腸絨毛の表面には微絨毛が生えています。

　腸絨毛と腸絨毛の間の谷底の部分に腸腺があり、杯細胞が大量の腸液を分泌しています。腸液は、大量の水と電解質、粘液からなり、これを粥状の消化物が吸収します。すると、消化物はドロドロになり、そこから微絨毛の吸収上皮細胞が栄養を吸収するのです。吸収された栄養は静脈やリンパ管によって肝臓に運ばれ、残った消化物は大腸へと送られます。

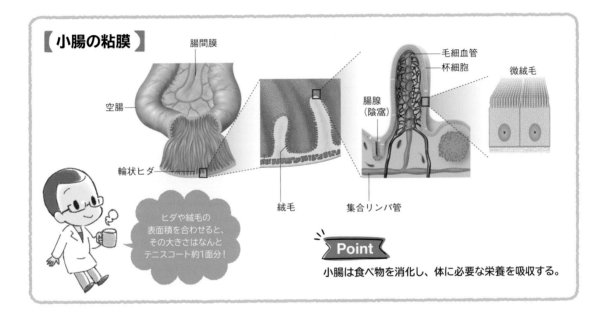

【 小腸の粘膜 】

腸間膜 / 空腸 / 輪状ヒダ / 絨毛 / 毛細血管 / 杯細胞 / 腸腺（陰窩） / 集合リンパ管 / 微絨毛

ヒダや絨毛の表面積を合わせると、その大きさはなんとテニスコート約1面分！

Point

小腸は食べ物を消化し、体に必要な栄養を吸収する。

Step up　クローン病

　小腸は、体内の免疫細胞が集中していて免疫機能が強く、疾患が少ない臓器です。主な疾患として、「クローン病」があり、小腸や大腸の粘膜に慢性の炎症または潰瘍を引き起こす原因不明の疾患です。

　決定的な治療法がなく、難病に指定されています。薬物治療の他、食事療法が重要となります。腸管の炎症、潰瘍、びらんの修復のためにエネルギーが必要になるため、炭水化物やタンパク質の摂取を指導します。ただし、摂取の際は脂肪の少ない植物性のタンパク質にすることが重要です。

　クローン病は、潰瘍性大腸炎とともに炎症性腸疾患（IBD）といわれています。

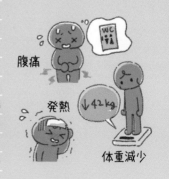

腹痛 / 発熱 / ↓42kg / 体重減少

50 大腸・肛門のしくみとはたらき

大腸の構造

　大腸は、回腸のつなぎ目である盲腸、上行結腸、横行結腸、下行結腸、S状結腸、直腸からなり、肛門へと続きます。その長さは約1.5〜2mです。

　大腸では、肛門に至るまでの過程で、小腸での消化・吸収を経た消化物の残りから、水や電解質を吸収して、便を形成していきます。大腸の部位によって、便の性状が異なります。

　食物が大腸に運ばれてくるのは食事を摂ってから約4〜6時間後、排便されるのは食事摂取後、約24〜72時間です。

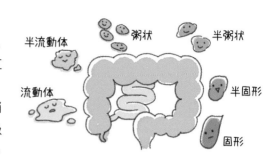

半流動体　粥状　半粥状
流動体　半固形　固形

大腸の粘膜

　大腸の粘膜は、小腸とは異なり滑らかで、粘膜上皮と粘膜固有層は大きめのヒダで形成しています。ヒダの谷底からは、杯細胞が粘液を分泌しています。粘液は、固くなっていく便をスムースに移行させるとともに、大腸の粘膜を保護しています。

　また、小腸・大腸の中には、100種類以上、100兆個以上の腸内細菌があり、腸内細菌叢(腸内フローラ)を形成しています。腸内細菌の多くは大腸に存在していて、ヒトが消化できない食物繊維を分解してエネルギーとして提供するほか、ビタミンKやビタミンB群の形成、腸管免疫系の形成・維持などの役割を果たしています。

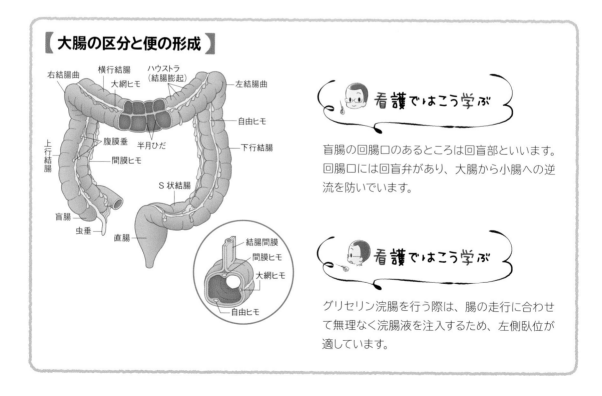

【 大腸の区分と便の形成 】

右結腸曲　横行結腸　ハウストラ(結腸膨起)　左結腸曲
大網ヒモ
自由ヒモ
上行結腸　腹膜垂　半月ひだ　下行結腸
間膜ヒモ
S状結腸
盲腸
虫垂　直腸

結腸間膜
間膜ヒモ
大網ヒモ
自由ヒモ

看護ではこう学ぶ

盲腸の回腸口のあるところは回盲部といいます。回腸口には回盲弁があり、大腸から小腸への逆流を防いでいます。

看護ではこう学ぶ

グリセリン浣腸を行う際は、腸の走行に合わせて無理なく浣腸液を注入するため、左側臥位が適しています。

肛門のはたらき

　肛門管は、直腸が骨盤底により狭くなったところから始まります。骨盤底を通過するところは、内肛門括約筋、外肛門括約筋に囲まれ、通常、肛門管は閉じた状態になっています。

　大腸は蠕動運動によって、便を直腸まで送っていますが、1日に1回か2回、総蠕動が起こり、約10～30分間続きます。この運動により、便が直腸にたまると、直腸壁が伸展し、仙髄にある排便中枢に情報が伝わります。この情報の一部が、自律神経の骨盤神経を介して肛門の内肛門括約筋に伝わり、筋肉が弛緩します。

　一方で、大脳にも情報が伝わり、便意を感じます。便を出そうという意思がはたらくと、外肛門括約筋が弛緩し、肛門が開き排便に至ります。

【 大腸の粘膜 】

吸収上皮細胞
管腔
粘膜上皮
杯細胞
粘膜固有層
陰窩
粘膜筋板
粘膜下層
内輪筋層
外縦走筋層
筋層
漿膜

【 排便のしくみ 】

④便意
③上位排便中枢
視床下部
延髄
大脳
排便運動
横隔膜
腹筋
S状結腸
脊髄
（興奮の伝達）
便塊
S_3
S_4
S_5
②下位排便中枢
①直腸内圧上昇
骨盤神経
⑥蠕動運動
直腸
⑤骨盤神経（反射的）
⑧陰部神経（意識的）
⑦内肛門括約筋　⑧外肛門括約筋

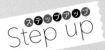
Point　大腸のはたらきは、小腸からの消化物から水や電解質を吸収し、便を形成すること。

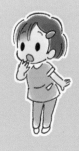

Step up 大腸がん

　近年、食生活の欧米化の影響により、大腸がんが増えています。好発部位は、直腸とS状結腸です。大腸がんのスクリーニング検査として、肉眼的に認知することができない少量出血（潜出血）を検出する便潜血検査が行われます。

51 肝臓・胆のうのしくみ

肝臓の構造

肝臓は、皮膚の次に大きな臓器で、右側の肋骨に囲まれています。栄養・代謝の中心を担う臓器であり、栄養豊富な血液が流れ込む栄養分の貯蔵庫でもあります。

肝臓は再生能力が高く、一部が損傷したとしても復元されていきます。この再生能力を利用したのが生体肝移植で、ドナーから肝臓の一部を切除し、患者(レシピエント)に移植するものです。一方で肝臓は、再生能力と予備能が高いため、80%近くが障害されても症状があらわれず、"沈黙の臓器"といわれています。

肝臓は主に大きい右葉（うよう）と小さい左葉（さよう）からなります。その間は、肝鎌状間膜（かんかまじょうかんまく）という腹膜の一部で仕切られています。

肝臓の組織は、多くの肝小葉から成り立っています。肝小葉は、多くの肝細胞からなる六角形のブロックで、その中心を中心静脈が走行しています。肝小葉の周囲には、小葉間静脈（しょうようかんじょうみゃく）(門脈枝（もんみゃくし）)・小葉間動脈（しょうようかんどうみゃく）(動脈枝（どうみゃくし）)・小葉間胆管（しょうようかんたんかん）(これらを肝３つ組といいます)が集まってできているグリソン鞘（しょう）(小葉間結合組織)が走行しています。

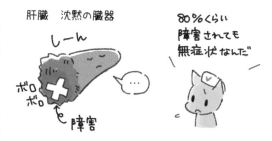

肝臓 沈黙の臓器

しーん

ボロボロ 障害

…

80%くらい障害されても無症状なんだ

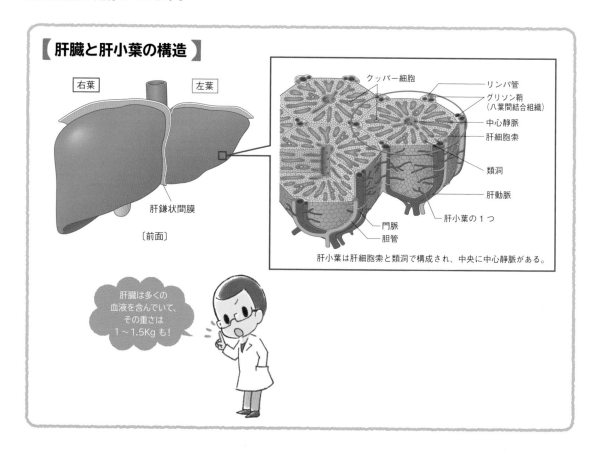

【 肝臓と肝小葉の構造 】

右葉　左葉

肝鎌状間膜

〔前面〕

クッパー細胞

リンパ管

グリソン鞘（八葉間結合組織）

中心静脈

肝細胞索

類洞

肝動脈

肝小葉の１つ

門脈

胆管

肝小葉は肝細胞索と類洞で構成され、中央に中心静脈がある。

肝臓は多くの血液を含んでいて、その重さは１～1.5Kgも！

肝臓の主なはたらき

　肝臓では血液にとくに必要なタンパク質の大部分を産生しており、なかでもとくに重要なのはアルブミンやグロブリンといった血液中の血漿部分を構成するタンパク質や凝固因子の産生です。また、肝臓は血液中の過剰なブドウ糖をグリコーゲンに変換して貯蔵し、必要に応じてそのグリコーゲンを分解し、ブドウ糖として供給します。さらに脂質代謝の中心的な臓器として脂質（コレステロールや中性脂肪など）の合成・分泌、リポタンパクの異化、中性脂肪の最大の貯蔵庫として機能しています。そのほかにも、ビリルビン代謝や薬物・毒物代謝を行っています。

【代謝】

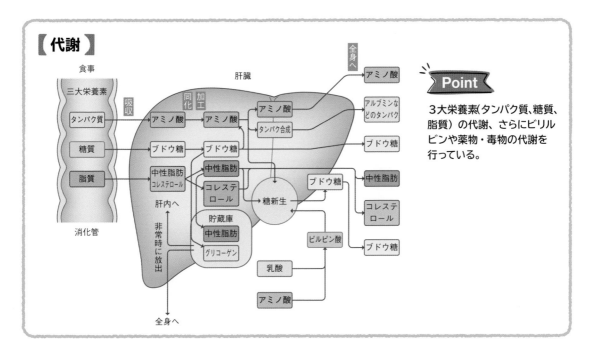

Point

3大栄養素（タンパク質、糖質、脂質）の代謝、さらにビリルビンや薬物・毒物の代謝を行っている。

胆のうの構造

　胆のうは、肝管に続く袋状の臓器でナスのような形をしています。肝臓から分泌された胆汁(たんじゅう)を貯蔵・濃縮し、十二指腸へと排出します。

　胆のうから出る総胆管は、膵臓からの膵管と合流して、十二指腸の大十二指腸乳頭に流れ込みます。

【胆のうの構造】

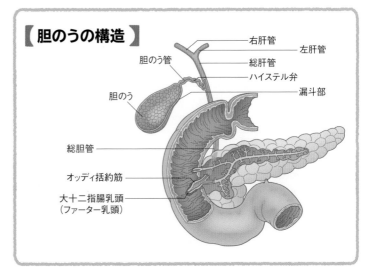

105

52 膵臓のしくみとはたらき

膵臓の構造

　膵臓は、胃の裏側に位置しています。膵頭部、膵体部、膵尾部に分けられます。膵頭部の周囲には十二指腸があり、膵尾部は脾臓と接しています。身体の最奥部にあるため、異常が見つかりにくい臓器です。

　膵臓内には、膵液を十二指腸に流出する経路として、膵管が走行しています。小さな膵管が合流して主膵管（ウィルスング〔Wirsung〕管）となり、膵頭部で、主膵管と副膵管（サントリーニ〔Santrini〕管）に分かれます。主膵管は膵臓内で総胆管と合流し、大十二指腸乳頭（ファーター乳頭）に開口しています。

【 膵臓の構造 】

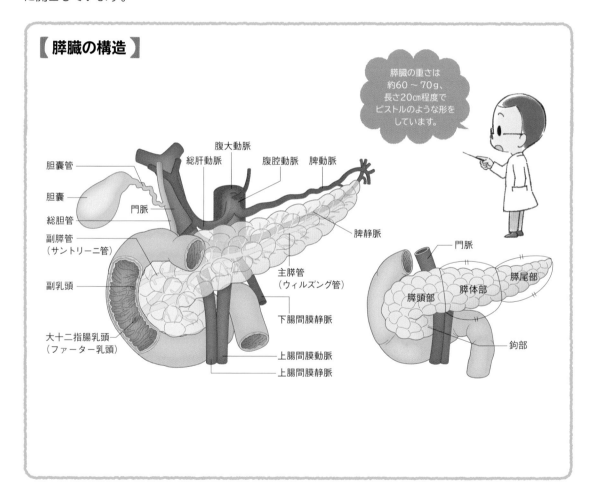

膵臓の重さは
約60〜70g、
長さ20cm程度で
ピストルのような形を
しています。

膵臓のはたらき

　膵臓のはたらきには、外分泌機能と内分泌機能があります。

　まず、外分泌機能とは、具体的には、膵液（消化液）を産生し、膵管から十二指腸に分泌するところから始まります。この膵液の1日の分泌量は、約500〜800mlです。

　膵液の主な成分は、タンパク質を分解するトリプシノゲン、キモトリプシノゲン、エステラーゼ、

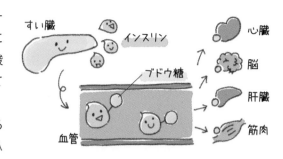

糖質を分解するアミラーゼ、脂肪を分解するリパーゼなどの消化酵素です。膵液が分泌されることによって、十二指腸で栄養素を分解したり、胃液で酸性になった食べ物を弱アルカリ性に中和したりしています。

一方、内分泌機能は、ホルモンを産生し分泌する機能です。膵臓の中に島のように浮かぶランゲルハンス島に集まった細胞がその役割を担っています。

ホルモンは、体のなかでいろいろな機能を調節しています。たとえば、B（β）細胞が分泌するインスリンとA（α）細胞が分泌するグルカゴンは血糖の濃度の調整を行います。また、D細胞が分泌するソマトスタチンは、胃液や膵液の分泌、胃や腸の運動を抑制します。

Point 膵臓には、膵液を産生する外分泌機能とホルモンを産生する内分泌機能がある。

【 外分泌機能の構造 】

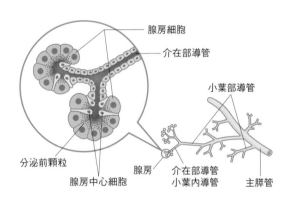

【 内分泌機能の構造 】

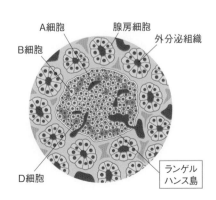

53 腎臓・膀胱のしくみとはたらき

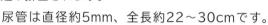
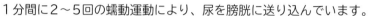
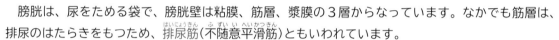

泌尿器の構造

　泌尿器は、腎臓、尿管、膀胱、尿道という尿の通り道である器官の総称です。尿は、腎臓で体液の不要なもの（老廃物）を濾しとることによってつくられ、尿管を通り、膀胱でいったん貯留されて、尿道を通り排出されます。

　尿管は直径約5mm、全長約22～30cmです。1分間に2～5回の蠕動運動により、尿を膀胱に送り込んでいます。

　膀胱は、尿をためる袋で、膀胱壁は粘膜、筋層、漿膜の3層からなっています。なかでも筋層は、排尿のはたらきをもつため、排尿筋（不随意平滑筋）ともいわれています。

　尿道への出口付近には内尿道括約筋が、その下には外尿道括約筋があり、尿の排泄をコントロールしています。

　尿道は、男性と女性とではその長さが異なります。男性では、膀胱頸部の内尿道口から亀頭の外尿道口までの18～20cm、女性では膀胱頸部から小陰唇間の外尿道口までの2.5～4cmです。女性は尿道が短いため、細菌が膀胱内に侵入しやすく、膀胱炎（Step up「尿路感染症」参照）などの原因になります。

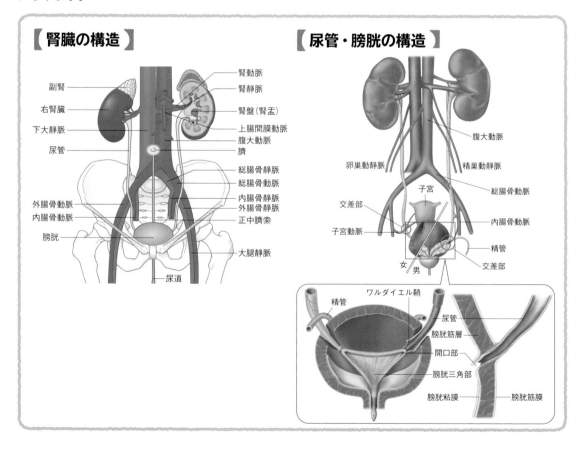

【 腎臓の構造 】

副腎
右腎臓
下大静脈
尿管
外腸骨動脈
内腸骨動脈
膀胱
尿道

腎動脈
腎静脈
腎盤（腎盂）
上腸間膜動脈
腹大動脈
臍
総腸骨静脈
総腸骨動脈
内腸骨静脈
外腸骨静脈
正中臍索
大腿静脈

【 尿管・膀胱の構造 】

腹大動脈
卵巣動静脈
精巣動静脈
子宮
交差部
総腸骨静脈
子宮動脈
内腸骨動脈
精管
女　男
交差部

精管
ワルダイエル鞘
尿管
膀胱筋層
開口部
膀胱三角部
膀胱粘膜
膀胱筋膜

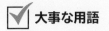
排尿のしくみ

　尿をためる蓄尿と排尿は、大脳皮質の排尿中枢との情報のやり取りで排尿に関わる筋肉が収縮、弛緩することにより、コントロールされています。蓄尿時には、膀胱内の排尿筋が弛緩し膀胱壁が伸展するようになり、逆に出口にある内尿道括約筋、外尿道括約筋が収縮します。膀胱に尿がたまると、排尿筋が収縮し、内尿道括約筋、外尿道括約筋が弛緩して、尿を排泄します。

　排尿筋や内尿道括約筋は自分の意思ではコントロールできない不随意筋ですが、外尿道括約筋はコントロール可能な随意筋です。だからこそ、私たちは「おしっこをしたい」と思ったとき、排尿することも、我慢することもできるのです。

　しかし、何らかの障害があり、自分の意思とは関係なく、尿が漏れてしまうことを尿失禁といいます。

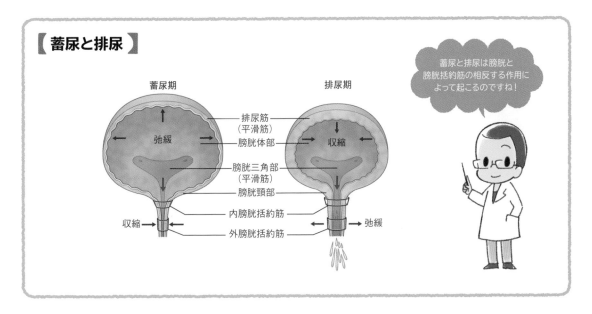

【蓄尿と排尿】

蓄尿期　　　　　　排尿期

排尿筋（平滑筋）
膀胱体部
膀胱三角部（平滑筋）
膀胱頸部
内膀胱括約筋
外膀胱括約筋

弛緩　　収縮
収縮　　弛緩

蓄尿と排尿は膀胱と膀胱括約筋の相反する作用によって起こるのですね！

Step up　尿路感染症

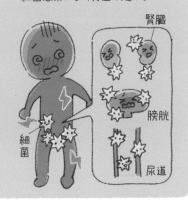

細菌感染により炎症が起こる

腎臓
膀胱
尿道
細菌

　細菌感染によって尿路で起こった炎症を尿路感染症といいます。腎盂腎炎、膀胱炎、尿道炎などがあります。炎症のために白血球が尿に混じり、白い混濁がみられます。症状は排尿痛、頻尿、残尿感などで、腎盂腎炎では高熱がみられます。

　とくに病院内で発生する尿路感染症では、尿道カテーテル留置が原因であることが多くあります（自然な排尿が難しい場合にカテーテル留置という方法がとられます）。

54 腎臓のはたらき

　腎臓の役割の１つは尿の生成（尿をつくること）です。体内の水分の出入りのバランスを保つには余分な水分を体外へ排出する必要があるため、腎臓は尿をつくり、尿管・膀胱・尿道を通じて対外に排出しています。２つ目の役割は、体内の恒常性を維持することです。体内に不要な老廃物（タンパク質やアミノ酸などの代謝産物）や過剰なもの（多すぎるNa、K、Clなどの電解質）を体外に排出し、反対に体内で不足している物質（水分やNa、K、Clなど）を保持しようとします。このようなはたらきを再吸収といい，これにより体内の水分量や電解質の濃度といった環境を一定に調整しています。

腎臓のろ過と再吸収

　腎臓は、ネフロン（腎小体）という構造が集まってできています。ネフロンは腎小体と尿細管からなっています。腎小体は、毛細血管のかたまりの糸球体と、それを包むボーマンのうからなります。

　腎臓に入った血球は糸球体でろ過され、血球やタンパク質などの大きな物質以外はボーマンのうに

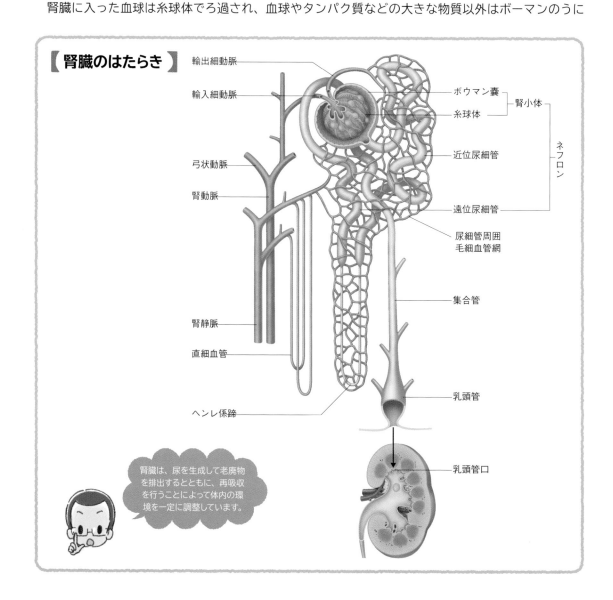

【 腎臓のはたらき 】

輸出細動脈
輸入細動脈
弓状動脈
腎動脈
腎静脈
直細血管
ヘンレ係蹄

ボウマン嚢
糸球体
腎小体
近位尿細管
ネフロン
遠位尿細管
尿細管周囲毛細血管網
集合管
乳頭管
乳頭管口

腎臓は、尿を生成して老廃物を排出するとともに、再吸収を行うことによって体内の環境を一定に調整しています。

入ります。ろ過されてボーマンのうに入るものを原尿(げんにょう)といいます。

　腎臓でろ過されてできた原尿の中には老廃物(尿素など)のほかに、栄養素や水分も含まれています。そこで、原尿が尿細管を流れる過程で、必要な物質は毛細血管に再吸収(さいきゅうしゅう)されます。次に原尿は集合管(しゅうごうかん)に送られ、さらに水の再吸収が行われます。残りは尿となり腎盂に送られ、膀胱、尿道を通って尿として対外に排泄されます。

　ボーマンのうでは、大量の原尿がこしとられますが、この再吸収によって水分が吸収されて、健康な成人で1日1～1,5 lほどが尿として排出されます。

　こうした腎臓のはたらきにより、血液中から老廃物が取り除かれ、水分量やイオンなどの物質の量が適切になり、体液の恒常性が保たれています。

【 尿細管の構造と再吸収される物質 】

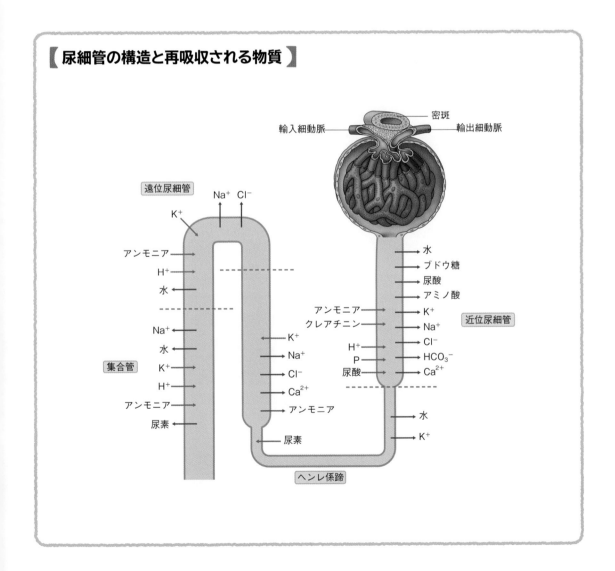

55 生殖器のしくみ

男性生殖器の構造

生殖器は、生物が有性生殖を行うための器官です。有性生殖とは、雌雄の配偶子(精子や卵などの生殖細胞)によって新個体が形成される生殖のことをいいます。一方で、1つの個体が単独で新しい個体を形成する生殖を無性生殖といいます。

ヒトは有性生殖を行う生物であり、男性と女性で異なる生殖器をもちます。

男性生殖器は、内生殖器(体内にある性器)である精巣、精巣上体、精管、射精管、前立腺と、外生殖器(体表にある性器)の陰茎、陰嚢から構成されています。これらは精子の生成から射精までの経路(精路)にあたります。

精巣は精巣上体とともに2つの陰嚢の中にあり、精子を作り、アンドロゲン(男性ホルモン)を分泌しています。精巣上体では、精子の輸送と成熟、貯蓄が行われています。精巣上体に貯えられた精子は精管、射精管を通ります。射精管は前立腺で尿道に合流します。

前立腺は精液の一部に含まれる前立腺液をつくります。陰茎は尿道を取り囲む組織で、性的興奮などにより、内部にあるスポンジ状の海綿体に血液が充満して勃起し、射精が可能になります。

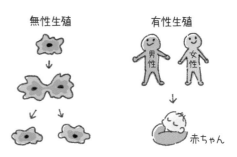

無性生殖　　　　有性生殖

男性　女性

赤ちゃん

【 男性生殖器の構造 】

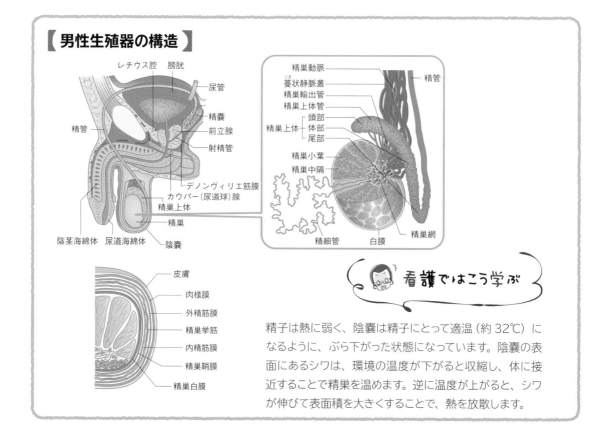

レチウス腔　膀胱
尿管
精嚢
前立腺
射精管
精管
デノンヴィリエ筋膜
カウパー(尿道球)腺
精巣上体
精巣
陰茎海綿体　尿道海綿体　陰嚢

精巣動脈
蔓状静脈叢
精巣輸出管
精巣上体管
頭部
体部
尾部
精巣上体
精巣小葉
精巣中隔
精細管　白膜　精巣網
精管

皮膚
肉様膜
外精筋膜
精巣挙筋
内精筋膜
精巣鞘膜
精巣白膜

看護ではこう学ぶ

精子は熱に弱く、陰嚢は精子にとって適温(約32℃)になるように、ぶら下がった状態になっています。陰嚢の表面にあるシワは、環境の温度が下がると収縮し、体に接近することで精巣を温めます。逆に温度が上がると、シワが伸びて表面積を大きくすることで、熱を放散します。

女性生殖器の構造

　女性生殖器は、内生殖器として卵巣、卵管、子宮、膣があり、骨盤腔内に位置しています。外生殖器は、恥丘、大陰唇、小陰唇、膣前庭、陰核などからなります。

　卵巣は左右に一つずつあり、中には卵子を包んだ卵胞がたくさん入っています。卵胞の卵巣から子宮までの通り道が卵管です。

　子宮は、受精卵が着床して胎児が発育するところです。子宮壁の内面は、子宮内膜でおおわれていて、卵巣の周期に合わせて増殖と剥離を繰り返し、剥離した古い子宮内膜は体外に排出されます。これが月経です。

　子宮の上3分の2を子宮体部、子宮の入口部分（子宮の下3分の1）を子宮頸部、上端部は子宮底といいます。

　子宮からつながる膣は、陰茎を受け入れる交接器であり、産道でもあります。

【 女性内生殖器の構造 】

尿管
卵管
卵巣
外腸骨動静脈
子宮円索
子宮底
膀胱
恥骨結合
恥骨後隙
尿道傍腺
陰核脚
小陰唇
大陰唇
外尿道口

卵巣堤索
固有卵巣索
子宮外膜
子宮筋層 ｝子宮
子宮内膜
子宮体
膀胱子宮窩
直腸子宮窩（ダグラス窩）
直腸
膣
内尿道括約筋
尿道
肛門
大前庭腺（バルトリン腺）
膣口

卵巣はひとつが長さ約5cm、幅約2.5cm、厚さ約8mm（親指大）
卵管は中腔・筋性の管、長さ約7 〜 15cm
子宮は中腔性の器官で、長さ約7.5cm
膣は管状の器官で、長さ6 〜 7cm

【 外生殖器の構造 】

恥丘
陰核
小陰唇
尿道
膣口
肛門

陰核包皮
大陰唇
膣前庭
会陰

下観面

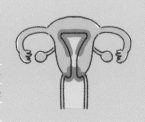

Step up ステップアップ

子宮体部がんと子宮頸部がん

子宮体がん
子宮頸がん

　子宮体部と子宮頸部はともにがんの多い部位で、あわせて子宮がんといいます。部位だけではなく、原因、危険因子、多発する年齢層、治療法なども異なるので、注意しましょう。

56 配偶子形成　精子、卵子の形成

精子の発生

　精子は精巣の中の精細管でつくられます。精細管の基底膜に接しているところには精祖細胞があり、精子のもととなります。精祖細胞は分裂して、精母細胞になり、さらに分化して精子細胞となり、形態変化を経て精子が形成されます。精祖細胞は胎児期からつくられ、体が成熟するにつれ精母細胞へと変化します。精子がつくられはじめるのは、性的に成熟する思春期ごろで、生涯にわたりつくられ続けます。

　精子の発生を促進するのは、下垂体前葉から分泌される卵胞刺激ホルモン(FSH)と精巣の間質細胞(ライディッヒ細胞)から分泌されるテストステロン(男性ホルモン)です。精細管の基底膜に接している精祖細胞は分裂して精母細胞になり、さらに分裂して精子細胞になります。

　精巣でつくられたばかりの精子には受精能力がありません。精路を通過する間に、前立腺と精嚢から分泌された液体(精しょう)と混ざることにより、成熟・活性化し受精能力をもつようになります。精子と精しょうが混ざった液体を精液といいます。

　精液1ml中には、約6000万〜1億個の精子が含まれています。精子数の減少や質の低下などの異常は、不妊(男性不妊症)の原因となります。とくに精巣は熱に弱く、風疹など発熱が原因で精子が形成できなくなることがあります。

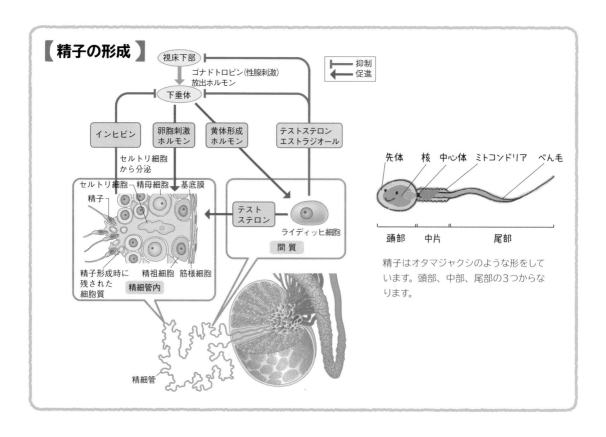

【精子の形成】

精子はオタマジャクシのような形をしています。頭部、中部、尾部の3つからなります。

卵子の発生

　卵子は精子と違い、胎児のころからつくられ始めます。始原生殖細胞が、卵巣へと分化するとともに卵原細胞となり、その数は胎生20週には約700万個と最も多くなります。卵原細胞は成長し、一次卵母細胞となり、第一次減数分裂前期の段階で出産を迎えます。そのため出生時には、約200万個に減

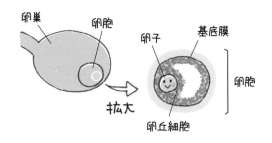

少します。その後、長い休止期に入り、排卵が行われるようになると、排卵直前に再び第一次減数分裂が進行します。分裂した一次卵母細胞は二次卵母細胞と極体とよばれる細胞になります。極体は消失します。このころには、卵母細胞は約20〜30万個に減少します。

　続いて第二減数分裂が始まりますが、途中で休止し、排卵後、二次卵母細胞に精子が入り込むと再開し、卵子となります。

　また、卵母細胞は原始卵胞に包まれていて、月経の周期にあわせて毎月15〜20個の卵胞が発育し、最終的には1個だけが成熟卵胞になります。増大した成熟卵胞が、卵巣表面に突き出ることにより卵胞壁が破裂して、卵胞内の卵母細胞・卵胞液・顆粒膜細胞などが排出される現象を排卵といいます。受精しなかった場合、卵胞はおよそ24時間で死に、体外へ排出されます。

　精子は思春期から形成、増殖するのに対して、卵子は排卵するごとに減少していきます。

【 **卵管と卵巣** 】

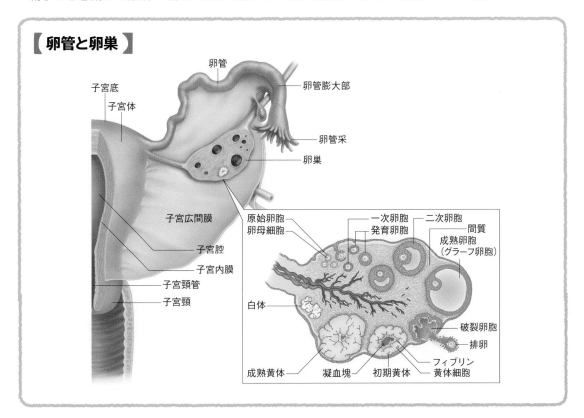

57 染色体と遺伝　性染色体、常染色体

性染色体と常染色体

　染色体は、DNAがタンパク質に巻きついて折りたたまれた形となったもので、細胞核内に収められています。

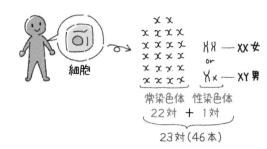

　ヒトの体細胞には、2本で1対になった染色体が23対、全部で46本入っています。染色体のうち、性（男性か女性か）を決定する染色体が1対2本あり、性染色体といいます。残りの22対44本を常染色体といいます。

　性染色体には、X染色体とY染色体があります。女性の性染色体はX染色体が2つ、男性の性染色体はXとY、両方の染色体をもちます。男性は44（常染色体）＋XY（性染色体）、女性は44（常染色体）＋XX（性染色体）となるわけです。

　卵子・精子といった生殖細胞（配偶子）では、常染色体の数は減数分裂の結果、半数の11対です。性染色体は卵子の場合、1本のX染色体、精子はXかYどちらかの性染色体をもちます。

　X染色体をもつ精子が受精した場合は女性に（XX）、Y染色体をもつ精子が受精した場合は男性と（XY）、どちらの精子が受精するかで、男女の性（遺伝的性）が決定します。これは、Y染色体上には、「SRY遺伝子（性決定遺伝子）」の遺伝子座（染色体上の遺伝子の位置）があり、この遺伝子が男性へと分化させるためです。また、受精卵では卵子と精子が合わさって常染色体は22対になります。

【 ヒトの染色体 】

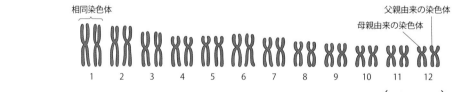

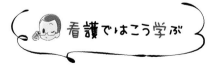

　常染色体は大きいものから順に番号がふられています。
　（21番と22番のみ例外、実際は21番染色体が最も小さい）

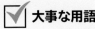
　1対になった染色体を相同染色体といいます。相同染色体は、片方は父方の遺伝子、もう片方は母方の遺伝子を有しています。相同染色体の同じ遺伝子座で、異なる形質（遺伝子により決定される特徴）を担う遺伝子を対立遺伝子といいます。

　特定の遺伝子座で、異なる形質を担う遺伝子が対になっている状態をホモ接合、異なる形質を担う遺伝子が対になっている状態をヘテロ接合といいます。

　対立遺伝子があった場合に、一方の形質（遺伝子により決定される特徴）が出やすいほうを優性遺伝子、出にくいほうを劣性遺伝子といいます。たとえば、髪の毛の色は茶色よりも黒いほうがあらわれやすくなります。

　性染色体の場合、X染色体には性以外の形質に関する遺伝子も含まれているため、男女で遺伝形質のあらわれ方が異なります。このように性染色体に依存する遺伝形式を伴性遺伝といいます。

　たとえば、色覚異常はX染色体にある色覚異常の遺伝子によるものです。男性の場合、X染色体が1つしかないため、そのX染色体に色覚異常の遺伝子があると発現します。女性の場合、X染色体が2つあり、両方のX染色体に色覚異常の遺伝子があるときに発現します。そのため、色覚異常は女性よりも男性に多いのです。なお、色覚異常とは色の区別がしにくい状態をいいます。赤や緑がわからない、白黒しかわからないなど症状はさまざまです。

　ちなみに、優性、劣性は特徴の優劣を示していると誤解されることが多く、日本遺伝学会は優性を「顕性」、劣性を「潜性」という表現に変更することを提唱しています。

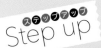 ## 染色体異常の疾患

　染色体異常による疾患は少なくありません。染色体異常は数の異常と構造の異常の2つに分けられます。染色体の数の異常で最も多いのは、ダウン症候群（21トリソミー）で21番染色体が1本多いことで起こります。出現率は700〜1000人に1人といわれています。任意による出生前診断検査で、出生前にわかることもあります。

　ダウン症候群では、知的障害・発達遅滞が主な特徴ですが、早期からの適切な療育によって、知的・身体的に能力が向上することがわかっています。そのため、看護師の介入、支援が重要となります。

58 受精と発生〜ヒトの受精・発生

受精と受精卵

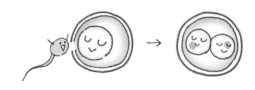

　卵巣で排卵された卵子（二次卵母細胞）は、卵巣に隣接する卵管采によって卵管に取り込まれます。その後、卵管膨大部に移動します。ここで、精子と出会い融合することを受精、融合したものを受精卵といいます。

　一方の精子は、膣内に射精されると、子宮、卵管へと移動します。この間に、数千万を超える精子は約50〜100個に減少し、生殖能力を獲得していきます。卵管に到達した複数の精子は、二次卵母細胞を取り囲み、先体（尖体）から消化酵素を放出して（先体反応）、卵の表面を覆う卵子透明帯を通過しようとします。一個の精子が、卵母細胞内に進入して受精に至ると、卵子透明帯が変性し他の精子が侵入できないようになります。

　受精後すぐに、受精卵は卵管の中で卵割という細胞分裂を始め、子宮腔へと向かいます。卵割は、卵の大きさはほぼ変わらないまま、未分化の多数の小さな細胞に分裂（割球）する細胞分裂のことです。

　受精卵は分裂して2個の細胞（2細胞期）となり、4個（4細胞期）、8個（8細胞期）と細胞を増やし、桑実胚となります。

　桑実胚は胞胚（胚盤胞）という形になり、子宮に到着します。胚盤胞は中が空洞のボール状で、表面には将来胎盤へ分化する細胞群（栄養膜）、内部には胎児の体をつくる内部細胞塊で形成されています。

　胞胚が子宮内膜に付着し、粘膜下に入り込むことを着床といいます。着床から分娩までの間は妊娠といいます。

Step up（ステップアップ）　ES 細胞と iPS 細胞

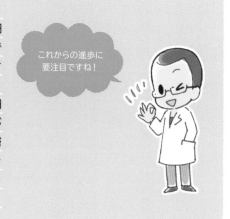

これからの進歩に要注目ですね！

　内部細胞塊を取り出して人工的に培養したものを「胚性幹細胞＝ES細胞」といいます。ES細胞は、あらゆる細胞に分化できる能力（多能性）をもっていて、再生医療への応用が注目されています。

　しかし、ヒトにおけるES細胞の作成には生命の源となる卵細胞が必要になるため、倫理的な問題や移植後の拒絶反応などが研究のハードルとなっています。そこで近年では、人間の皮膚などの体細胞から、ES細胞と同様にさまざまな細胞に分化できる「人工多能性幹細胞＝iPS細胞」をつくる技術が開発され、実用化に向けた研究が進められています。

【 受精から着床までの流れ 】

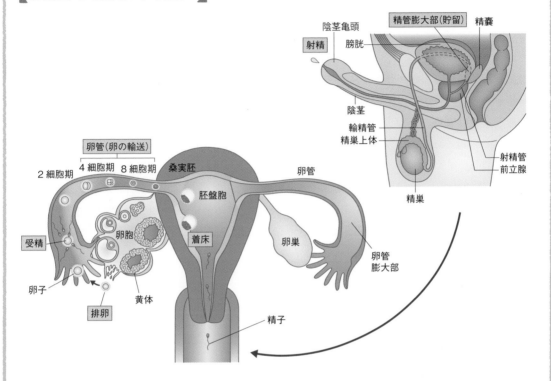

2細胞期（受精後 約30時間）→4細胞期（受精後 約40時間）
→8細胞期（受精後 約60時間）→桑実胚（受精後 3〜4日）→
着床（排卵後約1週間）

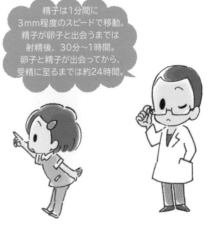

精子は1分間に
3mm程度のスピードで移動。
精子が卵子と出会うまでは
射精後、30分〜1時間。
卵子と精子が出会ってから、
受精に至るまでは約24時間。

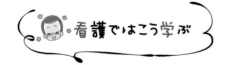

いわゆる妊娠週数は最終月経日から起算し、
分娩予定日は40週0日目となります。

59 器官の形成

胚

受精卵は分裂して、発生初期の個体である胚(胚子)になります。発生3～8週の終わりごろまでは主要な組織や器官がつくられる重要な時期で、胚子期ともいいます。

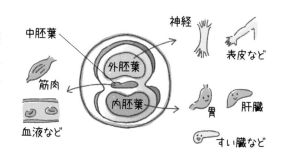

胚は外胚葉、内胚葉、中胚葉を形成します。外胚葉は神経や表皮、内胚葉は消化管や内臓、中胚葉は筋肉や血液となります。

外形がヒトらしくなるのは、発生7週以後です。発生8週までを胚子、9週目以降は胎児とよびます。

器官の形成において、重要な役割を果たしているのが、アポトーシスです。アポトーシスとは、プログラムされた細胞死ともいわれ、遺伝子によって制御されていて、生体の細胞数を調節します。

なお、細胞死には、アポトーシスの他に、傷害などにより細胞が死亡するネクローシス(壊死)があります。

【 外胚葉、内胚葉、中胚葉から形成される組織 】

外肺葉	中枢神経 末梢神経系 感覚上皮(眼、耳、鼻) 表皮(毛、爪を含む) 乳腺、下垂体、皮脂腺 歯牙のエナメル質
中胚葉	生殖腺と導管 心臓、血管、リンパ管 血球 横紋筋、平滑筋 骨、軟骨、結合組織 腎臓、脾臓、副腎皮質
内胚葉	消化管 気道上皮 膀胱、尿道上皮 甲状腺、副甲状腺 扁桃、胸腺 鼓室、気管上皮

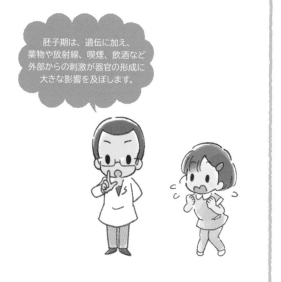

胚子期は、遺伝に加え、薬物や放射線、喫煙、飲酒など外部からの刺激が器官の形成に大きな影響を及ぼします。

性の分化

受精時の性染色体のパターンにより遺伝的性が決定しますが、発生7週目までは、生殖器系に男女の差はありません。基本的には女性化するように発達していて、未分化生殖腺、内生殖器の原器であるウォルフ管とミュラー管が形成されています。

男性の性を決定づけるＳＲＹ遺伝子が発現すると、生殖腺は精巣に分化し、テストステロン（男性ホルモン）と抗ミュラー管ホルモンを分泌します。これにより、ミュラー管は退化し、ウォルフ管は精巣上体、精管、精嚢になります。

一方、遺伝的性が女性の場合、生殖腺は卵巣になり、ミュラー管は卵管、子宮、膣上部に分化し、ウォルフ管は一部を除き退化します。

外生殖器も初期の発生は男女ともに同じです。男性の場合、テストステロンの作用により陰茎、陰嚢など分化していきます。

このように、内性器や外性器の性が分化する過程を性の分化といいます。その後の発達においては、性染色体だけで制御されるわけではなく、ホルモンや他の因子も関わっていきます。

卵巣・精巣など性器の発育が非典型的な状態となり、男女の判別が難しい状態で生まれてくることを性分化疾患といいます。

【性分化】

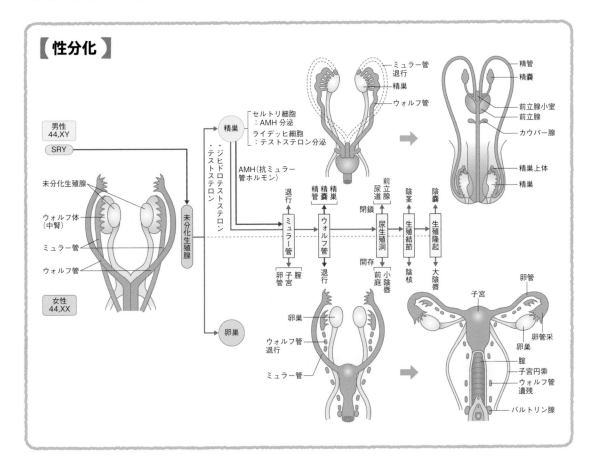

memo

看護師
国家試験問題に
チャレンジ！

看護師国家試験のイメージをつかめるよう、
本書の項目に関連して解ける
看護師国家試験過去問題と解説を掲載しています。
本書の内容をどのくらい理解できたか、試してみてね！

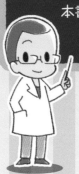

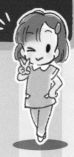

問題 1　細胞内小器官

細胞内におけるエネルギー産生や呼吸に関与する細胞内小器官はどれか。

1. ミトコンドリア
2. リボソーム
3. ゴルジ体
4. 小胞体
5. 核

解説 1

▶正答 1

1 ○
2 ×
3 ×
4 ×
5 ×

細胞内におけるエネルギー産生や呼吸に関与する細胞内小器官はミトコンドリアである。リボソームはタンパク質合成の場である。ゴルジ体（ゴルジ装置）はタンパク質の輸送にかかわる。小胞体には2種類ある。表面にリボゾームが点在している粗面小胞体は、合成されたタンパク質の細胞内での移動にかかわる。滑面小胞体は脂質や薬物の代謝にかかわる。核にはDNAを主成分とした染色質（クロマチン）が散在している。染色質は細胞分裂時に染色体となる。

（第102回　午前76）

問題 2　不随意筋

不随意筋はどれか。

1. 心筋
2. 僧帽筋
3. 大殿筋
4. ヒラメ筋

解説 2

▶正答 1

1 ○
2 ×
3 ×
4 ×

人体の筋肉は、筋細胞によって骨格筋、心筋、平滑筋の3種類に分類される。不随意筋は、意識的にコントロールできない筋肉で、自律神経によって支配されている心筋と平滑筋である。血管や消化管、尿管、膀胱などの、心臓以外の臓器の筋肉が平滑筋である。随意筋とは、運動神経に支配され、意識的に収縮や弛緩をコントロールできる筋肉のことで、骨格筋のことである。僧帽筋は頸部の伸展と肩甲骨の内転にかかわる骨格筋である。大殿筋は股関節の伸展、ヒラメ筋は足関節の底屈にかかわる骨格筋である。

（第105回　午後11）

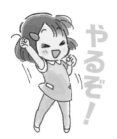

体温中枢

体温の恒常性を保つ中枢はどれか。

1. 大脳
2. 視床下部
3. 橋
4. 延髄

▶正答 2

1 ×
2 ○
3 ×
4 ×

人間のホメオスタシスの維持の中枢は視床下部に集中しており、体温調節中枢のほか、食欲、睡眠、水代謝、性行動などの中枢が視床下部にある。大脳皮質には、運動中枢、感覚中枢、言語中枢、統合中枢などがある。大脳・間脳・中脳と延髄以下の部分や小脳皮質との連絡路として、上行性伝導路、下行性伝導路の経路となっている。橋は呼吸中枢である延髄とともに呼吸の調節にもかかわっている。延髄は呼吸、循環、嚥下運動の中枢として機能する。

（第101回　午前26）

複製

遺伝子について正しいのはどれか。

1. DNAは体細胞分裂の前に複製される。
2. DNAは1本のポリヌクレオチド鎖である。
3. DNAの遺伝子情報からmRNAが作られることを翻訳という。
4. RNAの塩基配列に基づきアミノ酸がつながることを転写という。

▶正答 1

1 ○
2 ×
3 ×
4 ×

DNAは、2本のポリヌクレオチド鎖が対になってらせん構造を呈している。DNAは体細胞分裂の前に複製されるが、その際、二重のらせん構造が分裂し、それぞれのヌクレオチド鎖に対応する新しいヌクレオチド鎖が作られる。これを、半保存的複製という。また、DNAのもつ遺伝情報をm-RNAが読み取ることを転写といい、その塩基配列によってt-RNAがリボソームに運んだアミノ酸がつながることを翻訳という。

（第103回　午後27）

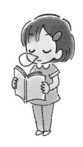

問題 5 タンパク質

蛋白質で正しいのはどれか。

1. アミノ酸で構成される。
2. 唾液により分解される。
3. 摂取するとそのままの形で体内に吸収される。
4. 生体を構成する成分で最も多くの重量を占める。

解説 5

▶正答 1

1 ○
2 ×
3 ×
4 ×

蛋白質は、アミノ酸が多重にポリペプチド結合して生成される。蛋白質分解酵素は、胃液中のペプシンや膵液中のトリプシン、腸粘膜上皮中のエレプシン（アミノペプチダーゼ）などである。唾液にはデンプン分解酵素のプチアリン（唾液アミラーゼ）が含まれる。蛋白質は摂取されてから消化酵素によってアミノ酸まで分解され、腸絨毛上皮から吸収される。生体を構成する成分で最も多いのは水で、体重の60％を占める。蛋白質はその次に多く、体重の16％を占める。

（第104回　午後27）

問題 6 神経伝達物質

神経伝達物質はどれか。

1. アルブミン
2. フィブリン
3. アセチルコリン
4. エリスロポエチン

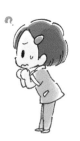

解説 6

▶正答 3

1 ×
2 ×
3 ○
4 ×

神経伝達物質には、アセチルコリンのほか、カテコールアミン（アドレナリン、ノルアドレナリン、ドパミン）やセロトニン、GABA（γアミノ酪酸）、グルタミン酸などがある。アルブミンは血漿膠質浸透圧に関与する血漿蛋白質である。フィブリン（線維素）は血液凝固にかかわる蛋白質であり、血液凝固第Ⅰ因子フィブリノゲンにトロンビンが作用して生じる。エリスロポエチンは、腎臓から分泌されるホルモンで、赤血球の分化を促進する。

（第106回　午後11）

問題 7　中耳

中耳にあるのはどれか。

1. 前庭
2. 蝸牛
3. 半規管
4. 耳小骨

解説 7

▶正答 **4**

1 × / 2 × / 3 × / 4 ○

中耳は鼓室ともよばれ、側頭骨中にある。外耳道と鼓膜で隔てられ、内側に蝸牛窓と前庭窓がある。空気の入った空間で、鼻咽頭部と耳管で交通している。中耳には耳小骨があり、鼓膜に伝わった音波の振動を内耳に伝える。耳管からの上行性感染で中耳炎が生じると伝音性難聴が起こる。前庭、蝸牛、半規管は内耳にある。蝸牛は振動として伝わった音を電気信号に変換して、音として認識させる感音系の器官である。前庭は静的平衡覚器、半規管は動的平衡覚器である。

（第102回　午前29）

問題 8　成長ホルモン

Aさん（45歳、男性）は、10年ぶりに会った友人から顔貌の変化を指摘された。
顔貌変化を図に示す。

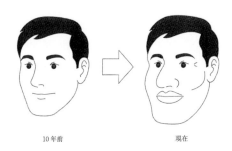

10年前　　　　　　　　現在

Aさんの顔貌変化を引き起こしたホルモンはどれか。

1. 成長ホルモン
2. 副甲状腺ホルモン
3. 副腎皮質ホルモン
4. 甲状腺刺激ホルモン

解説 8

▶正答 **1**

1 ○ / 2 × / 3 × / 4 ×

Aさんは10年前に比べ、下顎と頬骨の突出、鼻・口唇の肥大が認められる。先端巨大症が疑われる。先端巨大症は、骨端線閉鎖後に下垂体から成長ホルモン（GH）が長期間にわたり過剰に分泌されることによって生ずる。手足末端の肥大や顔貌の変化に加え、糖尿病などの代謝異常、心肥大や慢性呼吸不全などの循環器や呼吸器合併症、さらに腫瘍の発育を促進する。骨端線閉鎖前に成長ホルモンの分泌過剰が起こった場合には巨人症となる。副甲状腺ホルモンの分泌過剰では高カルシウム血症、骨粗鬆症、腎結石が起こる。副腎皮質ホルモンの分泌過剰ではクッシング症候群がみられる。甲状腺刺激ホルモンの分泌過剰では甲状腺機能亢進症がみられる。

（第108回　午前29）

問題 9　グルカゴン

臓器と産生されるホルモンの組合せで正しいのはどれか。

1．膵臓――――――グルカゴン
2．副腎――――――プロラクチン
3．腎臓―――――　アルドステロン
4．脳下垂体――――インクレチン
5．視床下部――――テストステロン

解説 9

▶正答 1

1 ○
2 ✕
3 ✕
4 ✕
5 ✕

膵臓からは分泌されるホルモンは、グルカゴン、インスリン、ソマトスタチンである。副腎皮質からは、コルチゾール、アルドステロン、アンドロゲンが分泌される。副腎髄質からは、アドレナリン、ノルアドレナリンが分泌される。腎臓からはエリスロポエチン、レニンが分泌される。脳下垂体前葉からは成長ホルモン、プロラクチンなどが分泌される。脳下垂体後葉からは、抗利尿ホルモン、オキシトシンが分泌される。インクレチンは食事摂取に伴って消化管から分泌され、インスリンの分泌を促すホルモンである。テストステロンは精巣から分泌される。

（第108回　午後77）

問題 10　成長ホルモン

ホルモンとその作用の組合せで正しいのはどれか。

1．成長ホルモン――――――血糖値の上昇
2．バソプレシン――――――尿量の増加
3．コルチゾール――――――血中カリウム値の上昇
4．アンジオテンシンⅡ―――血管の拡張

解説 10

▶正答 1

1 ○
2 ✕
3 ✕
4 ✕

成長ホルモンは骨端閉鎖前の長骨骨端軟骨形成促進、蛋白質合成促進、グリコーゲン分解促進、筋肉への抗インスリン作用促進、脂肪の分解促進の作用をもち、血糖値の上昇を引き起こす。バソプレシンは抗利尿ホルモンであり、利尿を抑制し、尿量を減少させる。コルチゾールは糖質コルチコイドであり、血糖上昇作用をもち、血中ナトリウム値上昇、血中カリウム値低下作用がある。アンジオテンシンⅡは血管収縮を引き起こす。オキシトシンは下垂体後葉から分泌されて乳管から乳汁を射出させる射乳ホルモンであり、子宮収縮を促進する。テストステロンは精巣から分泌される強い男性ホルモンで、思春期には第二次性徴を促進し、成熟期には精子の分化を促すほかに、蛋白同化ホルモンとして作用し、筋肉を増加させる。アルドステロンは副腎皮質から分泌され、腎臓でのNa^+の再吸収を促す。

（第100回　午前28）

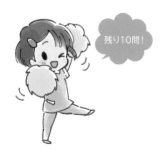

残り10問！

問題 11 リンパ管

リンパ系について正しいのはどれか。

1. リンパ液の主成分は赤血球である。
2. リンパ液に脂肪成分は含まれない。
3. 過剰な組織液はリンパ管に流入する。
4. 胸管のリンパ液は動脈系へ直接流入する。

解説 11

▶正答 3

1 ✕
2 ✕
3 ○
4 ✕

リンパ系は、リンパ管とリンパ節のネットワークが中心となる。リンパ管を流れるリンパ液は、組織に漏れた血漿中の水分や血漿タンパクを回収した液体と、免疫系細胞である単球（マクロファージ）、顆粒球、リンパ球などからなる。小腸の腸絨毛から吸収された脂肪はリンパ管に入り、胸管を通って左静脈角から左鎖骨下静脈に注ぐ。

（第100回　午前27）

問題 12 左心室

全身に動脈血を送り出すのはどれか。

1. 右心房
2. 右心室
3. 左心房
4. 左心室

解説 12

▶正答 4

1 ✕
2 ✕
3 ✕
4 ○

全身の末梢から運ばれてきた静脈血は、右心房に入り、右心室から肺動脈を経て肺に運ばれる。肺でガス交換され、動脈血となった血液は、肺動脈から左心房、左心室を経て全身に向かって送り出される。

（第100回　午後10）

問題 13 pH

正常な胃液のpHはどれか。

1. pH1〜2
2. pH4〜5
3. pH7〜8
4. pH10〜11

解説 13

▶正答 1

1 ○
2 ✕
3 ✕
4 ✕

正常な胃液はpH1〜2で強酸性である。胃液が強酸性であるのは、胃腺の壁細胞から分泌される塩酸（HCl）による。腔内はpH4〜5の酸性が保たれている。細胞間質液や血液はpH7.35〜7.45（弱アルカリ性）である。膵液や腸液は重炭酸イオン（HCO_3^-）を含むため、pH8.5前後（アルカリ性）である。pH10〜11は強アルカリ性で、石けん液のpHである。

（第103回　午後9）

膵液について正しいのはどれか。

1. 弱アルカリ性である。
2. 糖質分解酵素を含まない。
3. セクレチンによって分泌量が減少する。
4. Langerhans〈ランゲルハンス〉島のβ細胞から分泌される。

▶正答 1

1 ○
2 ×
3 ×
4 ×

膵液は、膵臓の腺房細胞から分泌される。重炭酸イオン（HCO_3^-）を含むため、pHは7.1～8.5となり、弱アルカリ性といえる。蛋白質分解酵素のトリプシン、脂質分解酵素の膵リパーゼ、糖質分解酵素のアミロプシン（膵アミラーゼ）を含む。セクレチンによって、消化酵素を含まずに重炭酸イオン（HCO_3^-）を多く含む粘稠度の低い膵液の分泌が促される。コレシストキニン（パンクレオザイオミン）は消化酵素を含む粘稠な膵液の分泌を促す。ランゲルハンス島β細胞から分泌されるのはインスリンである。

（第106回　午後29）

膵リパーゼが分解するのはどれか。

1. 脂肪
2. 蛋白質
3. 炭水化物
4. ビタミン

▶正答 1

1 ○
2 ×
3 ×
4 ×

膵リパーゼは、膵液に含まれる脂肪分解酵素である。中性脂肪を脂肪酸とグリセリンに分解する。膵液には、膵リパーゼのほかに、タンパク質分解酵素であるトリプシンや、炭水化物分解酵素である膵アミラーゼなどが含まれる。

（第100回　午前9）

ひとやすみ

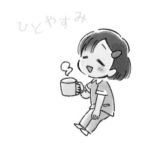

ソマトスタチン

膵臓から分泌されるのはどれか。

1. ガストリン
2. カルシトニン
3. アルドステロン
4. ソマトスタチン

▶正答 4

1 ✕
2 ✕
3 ✕
4 ○

膵臓のランゲルハンス島のα細胞からはグリコーゲン分解を促進するグルカゴンが、β細胞からはグルコースの細胞内への取り込みを促進して血糖を低下させ中性脂肪の合成を促進するインスリンが分泌される。δ（デルタ）細胞からは、グルカゴンやインスリンの分泌を抑制するソマトスタチンが分泌される。ガストリンは、胃の幽門前庭部に存在するG細胞から分泌され、胃酸の分泌を促進する。カルシトニンは甲状腺から分泌され、血中カルシウム濃度を低下させる。アルドステロンは副腎皮質から分泌され、腎でのナトリウムの再吸収を促進する。

（第105回　午前29）

配偶子形成

配偶子の形成で正しいのはどれか。

1. 卵子の形成では減数分裂が起こる。
2. 精子の形成では極体の放出が起こる。
3. 成熟卵子はXまたはY染色体をもつ。
4. 精子は23本の常染色体と1本の性染色体をもつ。

▶正答 1

1 ○
2 ✕
3 ✕
4 ✕

配偶子とは、卵子と精子のことである。卵子と精子の形成では減数分裂が起こる。そのため、ヒトの体細胞は、22対44本の体染色体と1対の性染色体の46本の染色体を持つが、卵子と精子は22本の常染色体と1本の性染色体の23本の染色体をもつ。精子の形成では、精祖細胞からはじまり、精母細胞から2回の減数 分裂によって精娘細胞、精子細胞を経て4つの精子となる。卵子の形成では、卵母細胞から2回の減数分裂によって1つの卵子と3つの極体が生じる。極体は細胞質を持たないので直ちに退縮し消失する。成熟卵子X染色体をもつ。成熟精子はXまたはY染色体をもつ。

（第109回　午前59）

問題 18 染色体

ヒトの精子細胞における染色体の数はどれか。

1. 22本
2. 23本
3. 44本
4. 46本

解説 18

▶正答 **2**

1✕
2○
3✕
4✕

ヒトの体細胞は、22対（44本）の体染色体と1対（2本）の性染色体の計46本の染色体をもつ。精子や卵の染色体は、体細胞における染色体の半分の23本である。精子細胞は精巣内の精細管で作られる。精細管に存在する精祖細胞が精細胞へ分化する。1個の精細胞は精子細胞になるまで続けて2回減数分裂を行い、2個の（22＋X）の核型をもつ精子と2個の（23＋Y）の核型をもつ精子ができる。

（第102回　午後27）

問題 19 卵管膨大部

受胎のメカニズムで正しいのはどれか。

1. 排卵は黄体形成ホルモン〈LH〉の分泌が減少して起こる。
2. 卵子の受精能力は排卵後72時間持続する。
3. 受精は卵管膨大部で起こることが多い。
4. 受精後2日で受精卵は着床を完了する。

解説 19

▶正答 **3**

1✕
2✕
3○
4✕

卵胞では、卵子の成熟が進むとともにエストロゲンの分泌が増加する。卵子の成熟が完了し、エストロゲンの血中濃度が最大になると、黄体形成ホルモン（LH）の分泌が急激に増加してLHサージとなり、排卵が起こる。卵子の受精能力は約24時間である。精子の受精能力は48～72時間である。受精は卵管膨大部で起こることが多く、受精後、受精卵は胚分割を繰り返しながら子宮腔内へ移動し、受精後7日前後で着床を開始して12日頃完了する。

（第106回　午後52）

アポトーシスで正しいのはどれか。

1. 群発的に発現する。
2. 壊死のことである。
3. 炎症反応が関与する。
4. プログラムされた細胞死である。

▶正答 **4**

1 ×
2 ×
3 ×
4 ○

細胞の死は3種類に分けられる。寿死（アポビオーシス）とアポトーシス、そして壊死（ネクローシス）である。アポトーシスは「プログラムされた細胞死」ともよばれ、生理的に不要となった細胞が取り除かれる過程で起こる。アポトーシスは散発的に生じ、炎症反応を伴わない。寿死は細胞の生理的な寿命による死である。壊死は、虚血などが原因による細胞の死であり、群発的に生じる。壊死が起こるときに炎症反応が生じる。

（第105回　午後30）

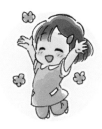

さくいん

解剖生理をひとつひとつわかりやすく。

医学監修：竹田津文俊（自治医科大学名誉教授）
看護監修：杉本由香

ブックデザイン：山口秀昭（Studio Flavor）
カバー・帯イラスト：坂本浩子
本文イラスト：まなかちひろ、日本グラフィックス、熊アート
DTP：センターメディア
編集：増田和也、瀬崎志歩子、秋元一喜（学研メディカル秀潤社）
　　　小椋恵梨、田中宏樹、藤村優也（学研プラス）